Ⓢ新潮新書

デヴィッド・JP・フィリップス
David JP Phillips

久山葉子［訳］

最適脳

6つの脳内物質で人生を変える

1040

新潮社

SEX SUBSTANSER SOM FÖRÄNDRAR DITT LIV
(SIX SUBSTANCES THAT WILL CHANGE YOUR LIFE)
by David JP Phillips

はじめに

願いが叶うこともある――それも夢にも思わなかった形で

私の人生が激変したのは11月の曇った日のことだった。妻マリアと秋の森を散歩していて、橋の上で突然雷に打たれたようになったのだ。今まで感じたことのない感情が湧き、私は立ちすくみ、ショックのあまり凍りついた。妻が驚いてこちらを見つめ、首をかしげている。「どうかしたの？」私が必死になって自分の感情を説明すると、妻は笑い出した。「何言ってるの。それは〝喜び〟という感情でしょう？」しかし5分後にはその感情は消えていて、いつもの虚しい暗い気持ちだけが残った。その瞬間、私は自分が大人になってから喜びという感情を感じたことがなかったことに気づいた。

少し時間を遡ってみよう。

その数カ月前、私は講演の仕事でスウェーデン第2の都市ヨーテボリに来ていた。講演のテーマは「コミュニケーション」、だから余計に恥ずかしい話なのだが……。前半が終わって短い休憩に入り、私は何をするわけでもなく自分のパソコンの前に立っていた。講師としては、休憩時間に誰かが話しかけに来てくれると嬉しいものだ。肩をポンと叩いて褒め言葉をもらえれば、後半に向けてテンションを上げていける。その時、目の端に女性が近づいてくるのが見えた。しかしそのためらった歩き方、おまけに快適な距離感を侵すほど顔を近づけてきたので、褒め言葉をもらえるわけでないのは明白だった。

「あの……さっきからうちの競合相手の社名を連呼しているから、一応言っておいた方がいいかと思って」穴があったら入りたいとはこのことだ。自分のやったことが信じられなかった。私は喋りのプロで、口に出す前に言葉の1つ1つを黄金の秤にかけているつもりなのに——。しかしあの頃、そんな失敗が続いていた。

自宅に戻る列車の中ではこんなことを考えていた。「おれのキャリアはもうおしまいだ。自分が口に出していることもわからないなんて、これから何を言えばいいんだ！」

この失態が決定打となり、私は主治医を訪ねた。これで何度目だろうか。

「デヴィッド……前にも言っただろう」主治医は同情するどころかあきれた様子だった。

「2年前には顔が痙攣すると言ってここに来た。それはストレスのせいだから、仕事のペースを落として、やることも減らして、休養しなさいと言ったはずだ。それから去年もやってきて、今度は胃腸と心臓の具合がおかしいと言う。私はまた同じアドバイスをしたのに、きみは再びここに現れた。ストレスのせいで神経をやられたようだって？どう言えばわかるんだ。今すぐに生活を変えないと手遅れになる。私の見立てでは、回復に少なくとも3年はかかるね。そして、それを短縮する方法はない！」

怖いもの知らずだった私もこれにはすっかりしょげかえり、頬に涙を伝わせながら家に帰り、ベッドに入った。そしてそのまま2カ月間起き上がれなかった。うつが全力で襲いかかってきて、あれほど長く精神的にやられていたのは人生で初めてだった。2016年の夏、私は毎日泣いて暮らしていた。どの日も例外なく前の日より悪いように思えたし、何もかも虚しくて、「朝、目が覚めませんように」あるいは「早く眠らせて」と願うのが唯一のルーチンだった。大勢の知人が心配して助けようとしてくれたが、どれも役に立たなかった——夏の終わりに妻が私の人生を根本から変えるようなことを言うまで。それがセルフリーダーシップのWOWコースや本書が生まれるきっかけになり、最も重要なツールである「ストレスマップ」の誕生にもつながった。

ここで冒頭の**願いが叶うこともある――それも夢にも思わなかった形で**という一文に話を戻そう。私は社会に出てからずっと「神経科学、生理学、心理学を基にしたコミュニケーションテクニック」の開発に人生を捧げてきて、今では世界各国で講演を行うまでになった。また、私のチームでは7年かけて５０００人の講演者やプレゼンテーター、司会者を分析して１１０種類のコミュニケーション手段を特定し、私自身は2年かけて準備したＴＥＤトークがストーリーテリングのジャンルにおいて世界で最も視聴され、ストーリーを語ることで初めて聴衆にシグナル伝達物質やホルモンを放出させた講演者と認められた。しかしここで自分の来歴を詳しく紹介したいわけではない。それだけのツールやテクニック、メソッドを持ちながらも、私は受講者のポテンシャルを10点中7点までしか引き上げられていなかったのだ。いったい何が足りないのか。全力を尽くしているのに、満点に到達させられない。悔しくて悔しくて仕方がなかった。私の講演を聴いてくれた人、コーチングをした人のポテンシャルを最大限引き出すための鍵を世界中探し回って10年が経とうとしていたが、どうしても目標を達成できないままだった。

しかしあの日、あり得ないほど意外な瞬間に答えを見つけたのだ。気づかせてくれたのはスペシャリストや専門書ではなく、私自身だった。

「鍵」はずっと私の中に存在していたのだが、見つけるための心の準備が整っていなかったのだろう。10年にもわたる気分の落ち込みや自殺念慮、そして闇の中で泣いてばかりの夏を経て、ついにあの橋の上で5分間喜びを感じた時——あれはまるでアーサー王の目の前で湖から魔法の剣が現れたような瞬間だった。

しかしあの日あの場所で、私は自分がどれほど重要な物を見つけたのかには気づいていなかった。喜びを感じたあの5分間、まるで生まれて初めて色を見、香りを嗅いだような気分だった。その喜びが消え去った時、それをまた感じたくて心に火花が散った。いや、火山爆発が起きたに等しい。今でも覚えているが、家に着くとそのまま自分のオフィスに走り、あの気持ちを誘発した可能性のあること、最近やったことをすべて書き出した。世界中の問題を解決するツール——すなわちエクセルを使って、何をいつどのくらいやったのかをリストにした。心に散った火花によってエネルギッシュでしつこい面が引き出され、私は5日間ろくに眠りもせずに分析を続けた。関連する研究論文や本をいくつも読み、ホワイトボードを使って独りでブレインストーミングをし、考えを書き留め、エクセルで詳細なスケジュールもつくった。眠っても1時間後には目が覚め、またセルフリーダーシップに関する文献を読み漁り、研究を続けた。その結果、5日後には自分を救うことになるツールが目の前に完成していた——私の人生の第2章、マイ・ライフ2.0が始まったのだ。

私は奮闘の成果を実行に移した。すると1カ月ほどした頃に、また急に雷に打たれたかのように10分間喜びを感じることができた。それが20分になり、40分になり、60分になった。1時間が1日になり、翌年の1月、つまり橋の上で洞察を得た数カ月後、暗い日と明るい日の数がついに逆転した。それが私にとって最高の年になり、鳥肌と喜びの涙に交互に見舞われ、おとぎの国への鍵を手に入れたような気分だった。

好奇心旺盛な私は、このテクニックを受講者にも試し始めた。すると、まさに願った通りのことが起きたのだ。今度こそはっきりと、人生でずっと探し続けてきた鍵を手に入れたことがわかった。受講者の成長速度が増し、リーダー、教師、医師、講演者、営業マンとして最高のポテンシャルに達した。それだけではなくひとりの人間として、仲間として、プライベートでも成長を遂げたのだ。まさに10点満点——。自分の気づきと経験を他の人にも与えることができた。この本を通じてそんな鍵を1本だけでなく何本も、皆さんとも分かち合いたいと思う。私自身の経験、それにこれまで世界中で私のセルフリーダーシップのコーチングを受けた何万人という受講者から学んだこと、そしてこの成長の旅の基礎になった研究結果を紹介していきたい。この本のテクニックとツールを毎日練習して使えば、**6カ月以内に昔知っていたはずの自分、あるいは未知の自分や世界を体験できることを約束したい。**

このあとも何度も「セルフリーダーシップ」という言葉を使うが、何事も根本はセルフリーダーシップに尽きる。それは自分自身を導いていくこと、自分の感情や状態を必要に応じて選ぶことだ。例えば確固とした意志がなければいけない重要なミーティングなら、会議室に入る時にどれだけ自分に自信があるかで結果が大きく変わってしまう。それをこの本で取り上げる6種類の脳内物質に置き換えると、ミーティングの前にテストステロンとドーパミンを上げられるかどうかが結果を左右することになる。

セルフリーダーシップとリーダーシップの何が違うのかがわからない人もいるかもしれない。強力なセルフリーダーシップを持つ人に会ったことがあるだろうか。どんな状況においても最高の自分でいられる人、あなたや周りの人、そして自分のためにそうあることを選べる人だ。自分のことをしっかり認識していて、どのグループにおいても自然にリーダーになり、ついていきたいからついていこうと思えるような人だ——ついていかなければいけないからではなく。その逆はセルフリーダーシップを欠いた人で、感情をあちこちに吐き散らすのが特徴だ。行動を起こすのではなく、起きたことに反応する人。周囲に不安を広める人だ。そんなリーダーについていくのはついていきたいからではない。ついていかなければいけないからだ。

最適脳　６つの脳内物質で人生を変える▼目次

第1部　〈天使のカクテル〉のつくり方

〈天使のカクテル〉と〈悪魔のカクテル〉

バーカウンターに腰をかける。擦り切れた革のスツールが物語るのは、長年の間に酒とともに流し込まれた様々な思いだ。同じ数だけ、いやもっと少ないかもしれないが、祝杯も上げられたことだろう。バーでよく出会うちょっとすえたような古い匂い。

バーカウンターに身を乗り出すと、バーテンダーがすぐこちらに気づいた。

「〈天使のカクテル〉を1つ」そう注文すると、バーテンダーの顔に好奇心が浮かんだ。

「へえ、それは初めて聞いた。いいですね。もちろんです。何を入れましょう」

「少しテンションを上げたくて、モチベーションも欲しい。だからドーパミンとセロトニンにしようかな」

しばらくすると金の盆からグラスがうやうやしく差し出された。見惚れるように美しいマティーニグラスで、サーベルピックにはありきたりなグリーンオリーブではなく、黄色のパイナップルが刺さっている。

「お気に召しますように」


自分の精神状態をこんなに簡単に変えられたらどんなに良いだろうか。近所のバーに行って、なりたい精神状態を伝え、乾杯して、支払いをして、帰る時にはまったく違った気分になれていたら。いや、それよりも簡単だったら？　自分の脳の中に6つの物質を生産する工場があって、欲しい時に欲しい気分をつくることができたら？　おまけに完全無料。これは本当の話で、今ここで手にしているのはそのために必要な知識が詰まった本だ。自分自身がバーテンダーとなり、どんな精神状態でいたいかを決められる。

ドーパミンとノルアドレナリンをみなぎらせてやる気を最高潮に出したい？　オキシトシンに満たされて、誰かとじっくり時間を過ごしたい？　セロトニンのおかげで心穏やかでいたい？　エンドルフィンで幸福感を感じ、テストステロンが与えてくれる自信を持ちたい？

不思議なことに——いや不思議ではないのかもしれないが——世間にはむしろ〈悪魔

のカクテル〉をつくって飲んでしまっている人の方がずっと多い。強いストレスを長いこと受けているせいで、心配と落胆と愚痴ばかりの日々。ポジティブな感情が乏しく、人生が灰色に見える。来る日も来る日も同じことの繰り返しで、ガラスケースに閉じ込められたように現実味がない。大きな喜びを感じることなく人生が進んでいく。長い間〈悪魔のカクテル〉ばかりを飲んでいると、そんなふうに気分の落ち込みや不安、慢性的なうつへと移行してしまう可能性がある。では、なぜそんな〈悪魔のカクテル〉を飲んでしまうのだろうか。私が知る限り、3つの大きな理由がある（実際にはもっとたくさんあるだろう）。

1　何よりも、その逆があるということを習ってこなかったから。学校では人生で一番大切な知識を教えてくれない。感情とは何なのか、今の自分の感情はそのどれなのか、感情がどのように機能するのか、そして何よりも、どうすれば自分の感情を方向づけられるのか。感情は言動すべてに影響するのだから、学校のどんな科目よりも大事な知識のはずなのに。

2　私たちがつくり上げた社会では成功をお金で測るから。休息を取ることを良しとせず、ひたすら頑張ってしまう。

3 つい周りの人の真似をしてしまうから。友人や同僚が日々〈悪魔のカクテル〉を飲んでいたら——つまりストレスやプレッシャーにさらされ、悪いニュースばかりを気にし、他人と自分を比較しては常に何かを追いかけていて、充足感を覚えることも少なかったら——あなたも同じようになってしまう可能性は高い。受動喫煙のようなものだ。

私がうつから脱することができたのは、ひとえに自分の感情がどこから生まれ、生理学的、神経学的にどうなっているのかという知識を得たおかげだ。あなたが今元気でも、そう、最高に調子が良くても、この本から学ぶ知識によって人として、リーダーとして、パートナーとして、友人あるいは親として、新たな視点を得られるはずだ。受講者からよくこんなコメントをもらう。「感情とは何なのか、そして自分で感情を選べるということを知る前に人生が半分も過ぎてしまったなんて……」「初めてカラーテレビを観たような気分です」彼らはそう言いながら涙を流していた。中でも私が何より感動するのは子を持つ親からの感想だ。ある父親から幼い息子のエピソードを聞く機会があった。

6歳のテオドルくんは何かにつけて怒ったハチのように手がつけられなくなり、怒りの感情を手離すのも苦手だった。そこで父親は、「感情というのは考えから生まれるけれど、考えは自分で選ぶことができるだろう？　一緒に別のことを考えてみよう」と提案した。するとテオドルくんもそれは面白そうだという顔になり、数分後には最高の笑顔になった。「パパ、できたよ！　ねえ、見て。ぼくとってもハッピーになってるでしょう？」テオドルくんとパパのヨアキムにインスパイアされて、ぜひこの本で学んだことを子供や若者にも伝えてほしい。感情イコール自分ではない。感情とは自分や世界を一時的に解釈したものに過ぎず、どう解釈をするかは自分で選べるということを。皆がそこを理解すれば、どれほど暮らしやすい世界になるだろうか。

感情の大半は自分の考えによって選べるが、主に神経修飾物質と呼ばれるものが神経細胞の集まりをある方向に「押し出す」ことで感情という体験をつくり出す。神経修飾物質以外にも、人の身体には実に何百種類ものホルモンやシグナル伝達物質が存在し、現在知られているものについては詳細に説明した本や文献がいくらでもある。生物化学の沼にはまるのは楽しいものだ。最新のミステリ小説より夢中になれるかもしれない。ただしこの本は科学的に、あるいは学問的に深く追究したい人のためのものではない。

専門的な内容を簡略化したポピュラーサイエンス本だ。脳内物質が与える精神的な影響、そして自分でも逆に働きかけられること、そういった点を説明していく本だ。何事も複雑になり過ぎるとそれがあだになり、知識が広くいきわたらなくなる。とにかくとっつきにくい分野だが、何万人という受講者への効果を目の当たりにした今、とっつきにくい印象を変えたいという夢を持っている。そろそろこの知識が多くの人々の元に届いていい頃なのだ。だからシンプルでわかりやすい本を書きたいと思った。人生で一番大切な事、つまり感情についての本を。読み進めるうちにもっと知りたい、知識を深めたいと感じる人のためには新潮社ＨＰ内に参考文献リストを置いておく。

脳内物質自体は何百種類と存在するのに、なぜこの本では6種類に限定したのか。それは私に譲れない条件があったからだ。効果をすぐに感じられること、望んだ時に自分でつくれること、それも簡単で実際的な方法によってつくれることの3点だ。

その他の脳内物質を採用しなかったのは、私が設定した条件下では望んだ時にはっきりした精神的効果を得られないからだ。例えばエストロゲンやプロゲステロンといったホルモンは必要不可欠ではあるが、条件内の方法ではすぐに感じられる効果は得られない。

この本で取り上げる6つの脳内物質についても、実行に移しやすいよう、最たる精神的影響だけを選んでいる。何かの活動をするとほぼ必ず複数の脳内物質が同時に放出されるが、同じ量ではないし、効果のほども違う。例えば親しい人を抱きしめて「他人との親密さ」を感じたいとする。ハグをするとオキシトシンとドーパミンが放出されるが、ここで私たちが主に求めているのはオキシトシン（人との親密さ）だ。そのためハグにおいてはオキシトシンが最も重要な効果を発揮する――この本はそうした基準に基づいて構成されている。

成長の旅を始める前に言っておきたいのが、ごく短い第2部が最も重要な部分だということだ。第1部は身体の機能、そして6つの脳内物質によって必要な時に必要な場所で〈天使のカクテル〉をつくるための知識を紹介するが、〈天使のカクテル〉の効果はあくまで一時的なものだ。デートやプレゼンの際に役立つが、効果は長くても数時間（稀に1日～数日続くこともあるが）、そこで第2部が重要になってくる。第1部と比べると極端に短いが、みくびってはいけない。神経可塑性と反復練習によって、あなたを永続的に変化させるための内容になっている。意識して〈天使のカクテル〉を注がなくても、カクテルが常に自分の中にあるようにするのだ。第1部と第2部を組み合わせれば、可能だと思わなかったレベルにまで自分を引き上げ、さらには人格を向上させるためのプライスレスな知識が手に入る。その上、さらにうれしいことに、〈天使のカクテル〉を周りの人にも分けてあげられるようになるのだ。そうすれば当然、人間関係にもリーダーシップにも良い影響があるだろう。

読んでいて圧倒されないように言っておくと、起きている間四六時中瞑想して、運動して、健康的な食事をして、エンドルフィンを出して、冷水浴をやらなければいけないわけではない。子供の写真を見たり、感謝の瞑想をしたり、最低19％のノンレム睡眠の次は腸内フローラのためにバリエーションのある食生活をして、誰にでも親切にして……というわけでもない。この本はハンドブックというかビュッフェのような形式なので、好きな箇所を参照してもらえばいい。脳内物質やツールを選んで練習し、ゆっくりと、しかし確実に人生をオートメーション化するための本だ。

この本のメソッドやツールを使えば、見違えるようなバージョンの自分になれる。ここで伝える知識や洞察には人生を根本から変えられる力があるのだ。しかしあまりにも精神状態が悪かったり、病気だったり、うつだと診断されている場合は、必ず医療機関を受診してほしい。

では始めよう!

ドーパミン――生きる原動力を得、人生を満喫するには

まずは1つ目の素晴らしい脳内物質、ドーパミンの時間だ

朝目覚めたとたんに、こんな気分になる。「今日も朝からやる気満々。楽しい1日になりそうだ。もう待ちきれない！」バスルームに飛び込んでシャワーを浴び、服を引っかけスタートダッシュ。これが自然にドーパミンがほとばしっている状態だ。素晴らしい気分。春の喜びに野を駆け回る馬のようだ。

注文してこんな気分になれたらいいと思わないだろうか。自分のドーパミンを手なずけ、さらに強く、長時間感じられるようになったら？　今からその方法を学んでいこう。この章を読み終わる頃にはドーパミンの特別な力を活用できるようになり、人生が昨日までと同じではなくなる。ただしドーパミンは正しい方向に使わなければならない。間違った方向に使うと虚しさや苛立ち、ストレス、依存やうつを引き起こすことがあるか

らだ。しかし知識と意志の力でそれを回避することもできる。

ではまずは進化の見地から、ドーパミンの1つ目の役割を見てみよう。

それは平凡な火曜日――ただし2万5000年前――のことだった。マンモスの骨と木の枝と粘土でできた質素な小屋の中で、藁のベッドに寝そべる祖先（オーケと呼ぶことにしよう）が無慈悲な太陽のまぶしさに目を覚ました。腹が減ったせいではなかったのが不思議なくらいだ。というのも、ちょうど大きな音でお腹が鳴ったところだった。家に食べ物はないが、ここからそう遠くない湿地にクラウドベリーが金色に熟れている。甘いベリーのことを考えただけでドーパミンが放出され、集中力と原動力が生まれた。

湿地への道は歩きづらく、とげのある植物も生えているが、ずっとクラウドベリーのことを考えているせいでドーパミンのレベルが維持され、オーケは先へ先へと進んでいく。やっと丘にたどり着き、うら寂しい湿地を見下ろすが、なんとベリーは1粒残らずきれいに摘み取られた後だった。

ドーパミンがクラッシュし（あくまで比喩だが、弾け飛んでしまうイメージだ）、期待を裏切られた苦痛が全身を貫く。オーケは倒れた木に腰かけ、ため息をつく。心が空っぽだ。どうやって生きていけばいいんだ――食べないと死んでしまうのに！

その瞬間、リンゴの木が実をつけているのが目に入った。オーケの心に希望の光が灯り、ドーパミンがまた溢れ出す。

あのリンゴだけはおれのものだ！　木に登り、あたりにあった枝や石も使って、オーケはやっとリンゴを手に入れることができた。またさっきの倒木に座り、よく熟れたリンゴにかぶりつく。ついにごほうびのカクテルをもらえたのだ。血糖値が上がり、ストレスが減り、少量のドーパミンが出るというミックスのカクテルだ。身体由来のカンナビノイド［大麻草に含まれる化学物質の総称］も起動され、最高の気分になる。しかしそれはほんの短い間で、オーケの脳はもっとリンゴを探させるためにドーパミンのレベルを下げる。それも、リンゴを見つける前よりも下げてしまうのだ。ドーパミンの消失で急に虚しさに襲われ、オーケはまたリンゴを探し始める。おかげで冬になる前に食料を集め、小屋を修理し、藁のベッドをもう少し心地良く改良することができた。生き延びて子孫に遺伝子を繋ぐために環境を良くし、自分自身も成長したい――オーケはそんな意志に突き動かされている。ではここで、2万5000年分早送りをして現代に戻ろう。

空腹で死にそうというわけではないが、アイスクリームやお菓子、ポテトチップスがあればいいのにと思う時がある。車でわざわざスーパーに向かうと、なんと閉まっていた。がっかりした気持ちをすぐに埋め合わせようとするが、次の店も閉まっていた。さらに突き動かされ、なんとしてでも開いている店を探そうとする。そしてついに開いている店を見つけた！　ドーパミンが強い満足感をくれる。さあ、これでやっと――。

しかし何ということ、家に財布を忘れてきてしまった。ドーパミンがまたクラッシュして、最低レベルまで落ち込む。しかし駐車した車の中で財布を見つけた。ああよかった――！　あなたは代金を払い、家に着くのも待てずに車の中でポテトチップスの袋を開けてしまう。満喫しながらあと１枚、あと１枚とつまむうち、袋は空になる。その頃には良い気分は吹っ飛んでいる。何が起きたのかというと、ドーパミンのレベルがベースラインに戻ったのだ。つまり買い物に出る前のレベルに。そこで急に虚しくなるのは、別のところでさらにドーパミンを探させるためだ。例えばスマホやドーパミンの出るようなアプリ、ドラマでもいい。私たちは永遠に何かを追い続けるドーパミンハンターなのだ。まさにオーケがドーパミンのおかげでリンゴを蓄え、冬に向けて小屋を修理し、藁のベッドを心地良くしたように。

このように人間に組み込まれた報酬系は２万５０００年間変わっていないが、社会は大きく変わってしまった。私たちがつくり上げたこの社会には、昔は存在しなかったドーパミン源が山ほどある。オーケの時代には「生き延びられる状況をつくる」のがドーパミンの目的だったのだが。

かといって、自分を向上させてくれない「無駄な」ドーパミン源を楽しむなと言うつもりはない。私だってテレビドラマを観るし、時々美味しいアイスクリームを食べるし、映画を観る時にはポップコーンがあると嬉しい。ここで言いたいのは、ドーパミンを理解することで人生は大きく変わるということだ。この後詳しく説明するが、今の社会にはドーパミン泥棒がうじゃうじゃいるのだから。

ではドーパミンは私たちにどういう影響を与えているのか。〈天使のカクテル〉の視点から見ると、モチベーションや勢い、何かを手に入れたいという欲求を生み、満喫させ、長期記憶にも重要な役割を果たす。正確に言うとドーパミンを合成するニューロンは4種類あるのだが、ここでは報酬を制御するニューロンと、意志の強さや決定など実行機能を制御するニューロンを取り上げたい。

先ほどすでにドーパミンの「ベースライン」という言葉を使ったが、これは非常に重要な概念だ。

スタンフォード大学の神経科学者アンドリュー・D・ヒューバーマン教授がわかりやすい解説をしているのでそれを引用すると、ドーパミンは私たちにもっと探させ、学ばせ、向上させるために、活動の「前」と「間」に増えるが、活動「後」はベースラインより低くなってしまう。このベースラインは人によって違うが、ここでは1～10のレベルで5としておこう。そのレベルが上がるような活動、例えばインスタグラムで面白い動画を観たりすると6まで上がる。しかし観終わるとすぐに4・9まで下がり、その人にもっとドーパミンが増えるものを欲しくさせる。そこであなたはもう1本動画を観る。それも1本目と同じように面白かったが、観始めた時のレベルが低かったので5・9まででしか上がらない。しかも観終わると今度は4・8まで下がってしまう。その調子で動画を観続けてしまい、最後には飽きて、もう面白いと思えなくなる。その頃にはベースラインは4まで下がっていて、動画を観始める前よりも精神状態が悪くなっている。

ただし、必ず精神状態が悪くなるわけではないと思う人もいるだろう。動画を観た方がドーパミンの効果で元気に前向きになれることもある。では、観たらやる気が湧くような動画はどう違うのか。

ドーパミンには2種類あると言えばわかりやすいかもしれない。名づけてクイック・ドーパミンとスロー・ドーパミン、短い効果しかないドーパミンと効果が長く続くドーパミンだ。実際にはそんな名前のドーパミンはないが、わかりやすくたとえるとそうなる。クイック・カロリーとスロー・カロリー［ゆっくり消化吸収される健康的な糖質］のような感じだ。白いパン、パスタや砂糖など吸収の速い炭水化物は素早くエネルギーをトップまで持っていけるが、あっという間にクラッシュしてしまう。ドーパミンの場合、それがインスタグラムの動画に相当する。一方、スロー・カロリーは全粒粉のパンや玄米、レンズ豆、雑穀から得られ、エネルギーが長く持続する。スロー・ドーパミンを放出させてくれるのはどんなものかというと、その瞬間だけでなく将来的にも役に立つような活動や体験だ。大事なことだからもう一度書くが、スロー・ドーパミンの特徴はその瞬間だけでなく将来的にも役に立つような活動や体験から得られるという点だ。そして祖先が体験していたドーパミンの多くはスロー・ドーパミンだったはずだ。ではここでスロー・ドーパミンの例を見ていこう。

知識やエネルギー、モチベーションを与えてくれるような動画は人生において長期的な燃料になる。何かを変えたい、創造したいという意思や願望を与えてくれるし、人生を前に進める力をくれる。その逆は、その瞬間だけ楽しませてくれる動画を何百本もスクロールし続けること。後には虚しさだけが残る。

小説を読むのもスロー・ドーパミンが出る活動だ。読書の効果がその瞬間だけではなくその後も長く続く。ストーリーの中で起きることをシミュレーションするから想像力が養われ、脳の大部分を使うし、読み終わるまであらすじやキャラクターを覚えておかなくてはならないから記憶力も鍛えられる。

何かを学ぶことでもスロー・ドーパミンが出る。知識は記憶を鍛えてくれるし、新しい知識はクリエイティビティにもつながる。新しいアイデアというのは古いアイデアを組み合わせたものだからだ。知識のおかげで周囲の世界を理解しやすくなるし、様々な社会的状況で他人と会話する能力にもつながる。知識があればあるほど、さらに知識を積み上げることができる。

運動もスロー・ドーパミンを放出してくれる。運動の効果は挙げればきりがないが、最も重要なものだけを書いておくと、心血管疾患のリスクが減り、体力が養われ、睡眠の質が上がり、神経可塑性も高まり、免疫系が強化され、とりわけ精神の健康においては他に類を見ないほど重要だとされている。

セックスによってもスロー・ドーパミンが放出される。セックスの効果は（お互いに望んだ上でのセックスであれば）、最長で48時間もパートナーとの関係が良好になったと感じさせてくれる。*1 有酸素運動の一種でもあるし、セロトニンとオキシトシンのレベルが上がるから〈天使のカクテル〉の材料として秀逸だ。

私は講演でよくこう尋ねる。「テレビの娯楽番組やインターネットができる前にやっていたことは、ほとんどがスロー・ドーパミンを出すものでした。皆さんはインターネットができる前には何をしていました?」返ってくる答えは、人と過ごす、趣味に打ち込む、家で料理をする、本や新聞を読む、ボードゲームをする、家や庭の手入れをする、踊りに行く、創作活動をする、ものをつくる、クロスワードパズルを解くなどだった。そしてある人がこう答えた時には全員が爆笑した。「好きなアーティストのアルバムを最初から最後まで聴いた!」そう、そうだった——昔はアルバムを最初から最後まで聴いた。新しく買ったCDをうやうやしくプレーヤーに入れ、全員が静まり返り、一曲一曲を堪能したものだった。

しかしそれはもうずっと前のことで、今の私たちは別の世界、クイック・ドーパミンに溢れた世界に暮らしている。そのせいで問題がたくさん起きているが、特にスロー・ドーパミンはエネルギーを要し、自ら動かないと得られないから苦労する。クイック・ドーパミンならソファに座ってチョコレートを食べるだけでも出せるし(ベースラインから150%もアップする)、他にもファストフードを食べる、テレビドラマを観る、スマホでゲームをする、SNSを見る、ビットコインや株価をチェックする、ネットニュースを読むなどいくらでも手軽な方法がある。しかしスロー・ドーパミンを出すには場合によっては相当な努力が必要だ。趣味に打ち込む、クロスワードパズルを解く、ボードゲームをするというのは時間とエネルギーを奪うし、脳はそもそも必要以上にエネルギーを使うことを避けようとする。エネルギーは進化の過程で最も価値のある資源だったからだ。

今度駅やショッピングセンターに行ったら、エネルギー消費の調査をしてみると面白いかもしれない。階段ではなくエスカレーターを使う人が何人いるかを数えるのだ。私はのめり込む性質なので、カフェに座ってメモを取ったこともある。すると大多数が階段よりもエスカレーターを選んでいた。下りでさえもだ。日常で身体を動かすことがどれだけ大切かは誰もが知っている。それを考えると矛盾した現象だ。しかしながら進化の見地から考えれば当然で、エネルギーを節約するのはオーケが食料を蓄えようとするのと同じことだ。食料をたくさん蓄えておけば、危険を冒して食料を集めなければならないことも減る。日常でエネルギーを節約する例としては次のようなものがある。

・徒歩や自転車ではなく車を使う。
・公共交通機関ではなく車を使う。
・公共交通機関ではなくキックボードを使う。
・自分で料理を作らずに出来合いの物を買う。
・電話する代わりにメールやチャットを送る。
・空港で普通に歩かずに「動く歩道」を歩く。
・手動の芝刈り機ではなくエンジン式あるいは自動芝刈り機を使う。

楽できる選択肢があるおかげで、やりたいことにもっと時間を使えるという意見もあるだろう。しかしたいていの場合は無意識に、太古の昔からの本能に従ってエネルギーを節約できる方を選んでいるのだ。

クイック・ドーパミンをくれる活動に依存してしまうと、それが〈悪魔のカクテル〉になる。スロー・ドーパミン、つまり長期的に良い効果を生む活動から遠ざかってしまうのだ。しかも、簡単に手に入るクイック・ドーパミンには二次的な悪影響もある。耐性ができてしまって、楽しいものをひたすら求め続けてしまうというものだ。ユーチューブを見ながらゲームをし、スナックを食べ、ソフトドリンクを飲む――知り合いにもそういうことをしている人がいるだろうし、あなた自身もやっているかもしれないが、これは４つのドーパミン源を重ねている状態だ。そんな人に他のドーパミン源なしで不朽の名作『カサブランカ』を観させたりしたら拷問でしかないだろう。１９４２年には映画館で観客を夢中にさせ、当時としては最高にエキサイティングでドラマチックな映画だったのに。この「ドーパミン重ね」を自制する能力は人生において必須で、健康的な〈天使のカクテル〉をつくるのにも欠かせない。ここで〈天使のカクテル〉のつくり方に入る前に、「ドーパミン泥棒」についても説明しておこう。

ドーパミン泥棒とは何者で、どこに隠れているのか。実はそこら中にいて、人生最愛の相手よりも近寄ってくることがある。それは我々の時間（＝ドーパミン）を奪って金を儲けようとする企業だ。例えばゲームアプリの会社は次のような手段を使っている。

1　ユーザーがアプリやホームページに長く留まるようにして、広告主からの収入をさらに増やす。
2　アプリを長い時間使わせ、アップグレードやアップデートに課金しやすくする。
3　多くのユーザーからドーパミンを盗むほどユーザーが増え、アプリやホームページ、企業の価値が高まる。

職人技とも言えるこの乗っ取り行為が成り立つのはユーザーに可能な限りのクイック・ドーパミンを出させるからだ。そのために企業は人間の認知機能、心理、生理的な反応を研究してゲームやカジノアプリの開発をしている。色や音、フォルム、アニメーションを駆使してクイック・ドーパミンを最大限に出させるのだ。では、そういった企業はスロー・ドーパミンに着目しないのだろうか。なぜありのままスロー・ドーパミンの価値を提供しないのか。それは「エスカレーター現象」が起きてしまうからだ。すでに「エスカレーター」を使っているユーザーは、別の企業に新たに「階段」を提供されても、余計なエネルギーを投じなければならないだけだ。それは進化の過程で一番避けてきたことではないか。

ドーパミン泥棒がうようよしているのはスマホの中だけではない。スーパーであなたに食品を買わせるには他の商品より美味しそうに見せればいい。まずはパッケージのデザインにこだわって消費者に唾を湧かせる。商品を手にして良い気分になることも重要だ。消費者の興奮がスーパーの天井を突き破り、クイック・ドーパミンが増加する。次の瞬間、同じブランドから新商品が出ているのに気づけば、ドーパミンはさらに増すだろう。家に帰るとパッケージを開け、健康なおやつと謳われる新商品を試す。するとけっこうな砂糖含有量のせいでドーパミンがほとばしり、素晴らしい気分になり、「これは美味しい。次も買おう」と覚え込む。しかしすぐにドーパミンのベースラインは下がり、脳は「こんな気分じゃ嫌だ！」と叫び出す。「もっとドーパミンをくれ！」

普通ならば人から何かを盗むことには抵抗がある。特に子供から盗むなどあり得ないと思うはずだ。スウェーデンには「子供からお菓子を盗むくらい簡単」という慣用句があるが、この場合「子供からドーパミンを盗むくらい簡単」と言えるかもしれない。子供たちのドーパミンを極限まで出させるのが目的でアプリやゲームを開発しているとはあまりに非道な行為だ。大人ならまだ我慢するという選択肢がある。脳の前頭葉が成熟しているおかげで合理的に考える能力があり、子供やティーンエージャーよりも意志が強い。おかげでクイック・ドーパミンではなくスロー・ドーパミンを選ぶこともできるのだが、それでもドーパミン泥棒に捕まっている大人が多すぎるように思う。捕まったが最後、ゆっくりとドーパミンのベースラインは下がっていき、何かを満喫したり純粋なモチベーションを感じたりすることは減っていく。それが虚無感、気分の落ち込み、最悪の場合にはうつにつながる。

では、クイック・ドーパミンには何のメリットもないのだろうか。もちろんメリットはある。クイック・ドーパミンは私たちの楽しみであり、人生を彩る要素だ。もちろんチョコレートは食べればいいし、ワインを一杯自分にごちそうしたり、デザートを食べたり、ゲームをしたり、テレビドラマを観たりすればいい。私もやっているし、みんなやっていい。しかし次のルールを守るようにしよう。

1　クイック・ドーパミンの影響を理解し、スロー・ドーパミンへの関心を簡単に奪ってしまうことを認識した上でやる。

2 ドーパミンに対処する方法を覚えた上でやる。自分でドーパミンを支配できなければドーパミンに支配されてしまう。

ではここで、そのクイック・ドーパミンに対処する方法を学んでおこう。クイック・ドーパミンを手なずけ、支配するために選び抜いたツールが6つある。もっと実《み》のあることをやりたいと思える「自然な欲求」を取り戻すのだ。ドーパミンの手なずけ方を身に着ければ人生を変えられるのだから。次に、必要な時にドーパミンやモチベーションを「注文」するツールを4つ紹介する。先を急がずに、自分自身の生活の中で各ツールをどう導入できるか、考えながら読み進めてほしい。

ツール❶ドーパミン重ねをやめる

こんな場面に覚えはないだろうか。パソコンでドラマを観ているのに、ポップコーンでドーパミンを補い、それでも足りなくてソフトドリンクを飲み、さらにはスマホをいじり始め、テレビまでつける。こんなふうにいくつもドーパミン源を重ねていくことには問題が3つある。

1　ドーパミン源を重ねることで本来の目的、この場合だと「ドラマを楽しむこと」ができなくなる。

2　重ね始めるときりがない。同じ満足感を得るために、さらに重ねてしまう。

3　脳はドーパミンを重ねるのが大好きなので、車の運転中でもドーパミンを重ねたがる。すると絶対に見てはいけない瞬間にスマホを見てしまう。携帯電話のせいで世界各国で自動車事故が10〜30％も増えている。スウェーデン警察庁によれば、ここ2年で運転中にスマホを使用して有罪判決を受けた人の数は倍に増えており、スマホから手を離せないドライバーが急増していることがわかる。

ではどうすればよいのか。「ドーパミン重ね」という現象があることを知っただけでもやめようと思えるかもしれない。ダメなら、次の方法を試してほしい。

1　重ねているドーパミン源を1つ1つやめていく。ドラマを観る時はスマホを手にしない、なんとなくつけっぱなしのテレビを消す、など。

2　ドーパミンを重ねるのを一切やめてみる。自分を律して「一度に1つのことだけ」と決め、例えば気を散らさずにドラマを観てみる、子供と過ごしてみる、あるいはスマホを触ったりポッドキャストを聴いたりせずに車を運転してみる。

3　あえて禁断症状《コールドターキー》を体験する。私のセルフリーダーシップのコーチングのコースでは、あらゆるクイック・ドーパミンを10～30日間締め出すプログラムをやっているが、試した人はそれがいかに爽快な体験だったかを語ってくれる。30日後にスマホを見て、「なぜこんなものにあれほど時間を使っていたのだろうか……まるで魔法か催眠術にかけられていたかのようだ」と首をかしげる人もいる。この禁断症状メソッドをフルに、あるいは半分でもいいから使う際にアドバイスしたいのは、クイック・ドーパミンをすべて（あるいは半分）スロー・ドーパミンに置き換えることだ。読書したり、クロスワードパズルを解いたり、人と過ごしたり、趣味を再開したりすることで移行が楽になる。これは流行りの「ドーパミン断ち」とは異なる。ドーパミン自体はデトックスすべき毒ではなく、ドーパミン欲求を素早く満たすことに脳が慣れてしまったことが問題を引き起こしている。慣れ親しんだ習慣というのはエネルギー効率が良いため、脳は反復したがる。そこが問題なのだ。

ツール❷ドーパミンのバランスを整える

クイック・ドーパミンとスロー・ドーパミンのバランスが悪いと日常生活にも影響が出る。ここで言うバランスとは、日々の生活の中で自分に許すクイック・ドーパミンとスロー・ドーパミンの割合のことだ。これまでしてきた多くのコーチングの経験からすると、このバランスには個人差があるものの、20対80が適度なようだ。つまり、起きている時間の20％クイック・ドーパミンを出しても1日を乗っ取られてしまうということはないし、スロー・ドーパミンから遠ざかり過ぎてしまうこともない。しかし週末だからといってクイック・ドーパミンを40％も投入してしまうと私の脳はスロー・ドーパミンを出すような活動（庭仕事やリノベーション、筋トレなど）をまったくしたがらなくなる。

究極のアドバイスは、1日をスマホで始めないこと。スロー・ドーパミンへの「空腹感」が失せてしまうからだ。ニコール・ベンダース＝ハディ博士によれば、寝ている状態から急に大量の情報をスマホから受け取ると、そのギャップで集中力や優先順位をつける能力に悪影響が及ぶ。何日か試して違いを感じてみるといいかもしれない。

もう１つはスマホの通知を消すこと。ドーパミンを欲している人にとっては空腹時にポテトチップスを袋ごと差し出されるようなものだ。通知を見たとたんもっと見たくなる。ポテトチップスを１枚食べると止まらなくなるのと同じだ。

ツール❸ドーパミンを分割する

いつでも好きなだけクイック・ドーパミンを得てよいことにしてしまうと、人生を楽しむ能力にも影響が出る。音楽にたとえると、新しい曲を初めて聴いた瞬間は「おお、すごく良い曲だ」と思うだろう。その後も聴くごとに良くなっていくのはますますドーパミンをもらえるからだ。ところがある時点で頂点に達し、前ほど喜びを感じなくなる。数カ月後には「またあの曲か！　もう聴くのもうんざりだ」となってしまうのだ。しかしドーパミンを分割しておけば——つまり同じ曲を間隔を空けて聴いていれば——曲の良さも長続きするはずだ。別の例がドラマなどの１シーズンを「イッキ観《ビンジウォッチング》」することで、お菓子を１袋食べてしまうのとも似ている。その時は最高の気分だが、それは短い間しか続かず、全部観終われば確実にドーパミン・クラッシュに襲われることになる。私自身はドラマをわざとゆっくり観るのが好きで、もうこれ以上我慢できないと思ったら次の回に手を出す。そうするとドーパミンがほとばしるし、観終わった後に内容を思い返したり、分析したり推測したり、キャラクターに思いを馳せたり、次はどうなるのかと想像して楽しめる。そうすることでドラマの1エピソードを長く楽しむことができる。最終回だけ観ていないドラマもあり、「最後はどうなるんだろう」と考えるだけでドーパミンが出るのを楽しんでいる節がある。ちょっとやり過ぎかもしれないが、きっと私だけではないだろう。

これも私だけではないと思うのが「買う前のダンス」で、何かを買う前に無意識に、あるいは意図的にやっている儀式のことだ。商品情報を読み漁り、質問し、研究し……と、「買う前のダンス」によってより大きな満足感を味わうことができる。つまりドーパミンをじらすために分割しているのだ。逆にすぐ買ってしまうとドーパミンは一気に増加するものの、たちまちクラッシュしてしまう。

このドーパミン・クラッシュを避ける方法はあるのか。実はこれも分割できる場合がある。例えばチーム一丸となってプロジェクトの締め切りに邁進し、何カ月も髪を振り乱し冷や汗をかいた末に無事完了したとする。喜びが頂点に達してチーム全員で盛大に祝い、翌日には次のプロジェクトがスタートする。4カ月の奮闘に対して打ち上げは4時間だったが、果たしてそれは適当だろうか。いや、それではドーパミン・クラッシュを注文したようなものだ。すぐに次のプロジェクトに取りかかることでそれを避けられそうに思えるが、長期的には続かないだろう。私のアドバイスはお祝いも分割すること。達成感を長く満喫するために1週間祝い続けるのだ。思い出をシェアし、成功について語り合い、1日ごとに祝い方を穏やかにしていく。この方法には面白い二次効果がある。嬉しい副作用としてチームメンバーの次のプロジェクトへのモチベーションも高まる。

ツール❹外発的なドーパミンに気をつける

非常に興味深いが少々サディスティックな実験が、スタンフォード大学のマーク・R・レッパーとデヴィッド・グリーンとリチャード・E・ニズベットによって行われた。保育園の子供たちに絵を描く機会を与えると喜んで描くが、これは「内発的なモチベーション」と呼ばれる。絵を描くという行為自体にモチベーションを感じ、描きたくて描く。そして出来上がっていく経過も楽しむ。しかし絵を描いたごほうびに金の星のシールをあげると、「外発的な」ドーパミンが投入される。描くごとに星がもらえて、子供たちも最初は喜ぶ。しかしある日そのごほうびを廃止したところ、絵を描きたいという欲求そのものが失われてしまい、描くのをやめてしまった子供が多かった。内発的モチベーションが外発的モチベーションに取って代わった後、外発的モチベーションが失われると、どちらのモチベーションも消えてしまうのだ。

これは人生において重要な考察だ。終わった後のごほうびをモチベーションにせず、プロセス自体をモチベーションにすることが大事だということだ。大人でも、ジムに行きたいという気持ちが湧かなければ、終わってからスムージーやエナジードリンクを飲むというごほうびを設定するかもしれない。この外発的なごほうびは、身体を鍛えたいという自然だが元来低かった内発的なモチベーションをさらに下げてしまう危険がある。ということは外発的なごほうびは廃止し、身体を動かすことはどんなに気持ちが良いか、そこでエネルギーが湧く感覚、体形が変化していくのを目にする嬉しさなどに意識を向けることが重要だ。同じテクニックを落ち葉掃除などにも使える。掃きながらポッドキャストを聴くとか、終わってから温かいお風呂に入るといったごほうびのことを考えるのではなく、外の空気がすがすがしいこと、掃除すれば家の周りがきれいになること、鳥のさえずりが耳に快いこと、秋の太陽のちょうど良い温かさなどに意識を集中させてみるのだ。神経学的に言うと、これは前頭前皮質（意志の強さ）がプロセスの中に楽しみを見出すことを教えてくれるおかげで可能になる。

しかしこのツールも徹底的に厳守すべきというわけではない。私自身は自分の努力に対して時々小さなごほうびをあげている。ただしごほうびが本来の活動を楽しむことよりも大きくなってしまわないように気をつけている。

ツール❺ドーパミンにバリエーションをつける

これはギャンブルからヒントを得たツールだ。人が興奮やドーパミンの大量放出と引き換えに金や時間をドブに捨てる理由はいくつもある。もっとギャンブルをさせたければ、「あとちょっとで勝てたのに」という体験をさせればいい。その方が大敗するよりもドーパミンが出てまたやりたくなる。これを実生活に活かすには、サイコロかサイコロアプリを用意して、お気に入りのカフェでコーヒーを買うなど、普段していることをする時にサイコロを振ってみよう。１が出たらセブン‐イレブンで、２が出たらキオスクで買うなどと決めておき、6が出ればお気に入りのカフェで買ってもいいことにする。もっとシンプルにしたければ、1〜3が出たらコーヒーを買ってもいい、4〜6なら買わないというのもアリだ。私は若い頃、いとこと国内を車で旅行した時にこのツールを活用した。サイコロを振って1〜3が出たら左折、4〜6が出たら右折と決めて、最後には北極圏の沼のほとりで蚊に襲われながらテントを張ることになったが、人生で一番予想外で楽しい旅行だった。

各種のギャンブルに人が夢中になるのは、「サプライズ」があるからだ。事前に予測でき、どう決着がつくかはっきりわかっていたら退屈でしかない。同じ理由で食品メーカーは新商品を売り出すし、商品パッケージをリニューアルするのに必死になる。この点をどう人生に活かせばよいだろうか。ポップコーンを箸で食べると、ポップコーンが美味しくなり、味わい深く、食べるのも楽しくなったという実験がある。また、マティーニグラスのように普段は使わないグラスで水を飲むと、水を飲む体験をより満喫できたという。[*2] 誰しも経験があるだろうが、日常的なことを新しい方法でやると、より楽しめ、思い出に残る経験に様変わりするのだ。

ツール❻「ドーパミンの二日酔い」を避ける

最後のツールは身体の非常ベルとしても、「ドーパミンの二日酔い」の治療薬としても使える。ドーパミンによる二日酔いはひょっとするとアルコールの二日酔いよりもよくあることかもしれない。不思議なことにたいていは土日に起き、原因はアルコールの過剰摂取ではなく、平日に仕事で大量にドーパミンが出て、週末になると急にドーパミンが空っぽになる落差によるものだ。逆の場合もあるだろう。ドーパミンがたくさん出る週末が明け、好きでもない仕事――何はともあれドーパミンだけは出ないような――が始まる時だ。そんな時、ドラマやスマホで自分を癒す人も多いだろう。自分に休息を与えるために意図的に賢くやる人もいれば、ただ現実逃避をしているだけの人もいる。急にドーパミンが空になって気分が落ち込み、悲しい気持ちになるかもしれないし、強い不安を感じたりうつのような状態になったりするかもしれない。

これで「ドーパミンの二日酔い」というものがあること、誰でもそうなる可能性があることはわかるだろう。その自覚があるなら、恐れずに受け入れればいい。受け入れただけでも違いが生まれる。もう1つ私が気づいたのは、週末にクイック・ドーパミンを過剰摂取するのは避けた方がいいということだ。常にドーパミンが最高潮でなくては気がすまなくなり、長期的には不健康にもなる。それよりも週末は散歩をして外で太陽を浴びる、ジムに行く、人と過ごす、ボードゲームをする、読書・瞑想・休養するなど、実のあることをしてスロー・ドーパミンを出し、クイック・ドーパミンとのバランスを取ると良いようだ。

ドーパミンが尽きたら？

脳にドーパミンを最大限にみなぎらせる状態を何度も経験させ、何年も続けているとドーパミンが尽きてしまう、ドーパミンのシグナリング過剰でD２受容体が減り過ぎてしまう。報酬反応が麻痺してくるのは典型的な依存状態だ。

依存はたいてい微々たるレベルで始まるが、自分で制御するのがどんどん難しくなる。しかし誰でも依存に陥る可能性はある。実例を見たければ居心地の良いカフェに行ってみるといい。人はいつの時代にもお茶を飲み、人と会い、会話をするためにカフェに集ってきたが、今では親友と会うだけでは充分ではない。チョコレートのお菓子やカフェラテがあってもダメだ。手が始終スマホに伸び、店内に座っている人々のほとんどがプラスアルファのドーパミンをそこから得ている。今度カフェに入ったら見回してほしい。

友達同士で座っていても、会話をする代わりにスマホをいじっている光景は珍しくなくなった。報酬への反応が低下し、ドーパミンを重ねることだけが再び強い高揚感を感じられる唯一の選択肢になっている。それでも日に日に感じることは難しくなっていく。大げさでなく、私たちの多くがドーパミン中毒に陥っているのだ。

また別の例は、ドーパミンへの強い欲求のおかげで長年ハードに働けてきた人だ。この人たちはゆっくりと確実に、ほぼわからない程度に報酬への反応が悪くなっていき、同じ効果を得るために食べたり飲んだりしてドーパミンを重ね始める。ストレスが増し、意思に反してますます自分に負荷をかけ、さらにストレスが大きくなり、ドーパミンへの欲求も強くなっていく。そこでもっと食べて飲むことで解消しようという負のサイクルに陥ってしまう。

10年も前になるが、南スウェーデンのマルメまで列車に乗った時のことだ。私の住むヴェステロースからは5時間に及ぶ列車の旅だった。その頃の私はまだドーパミン重ねや依存の自覚がなかったが、通路の反対側に老人が座っていて、窓の外の美しい自然を眺めている。私はといえばノートパソコンで仕事をしながら映画を観ていた。映画が終わるとスマホでニュースを読み、ＳＮＳのフィードを眺め、それからバッテリーが尽きるまでゲームをした。そこでやっと、スウェーデン国鉄の座席ポケットに必ず入っている車内誌に手を伸ばした。それも読み終わった時には気がおかしくなりそうだった。急性の「ドーパミンの二日酔い」が身体の中で暴れ、「もっとドーパミンをくれ！」と叫んでいる。見つめる画面や誌面がなくなってやっと、またあの老人が目に入った。２時間前と同じ笑みを浮かべ、まだ車窓を通り過ぎる風景を眺めている。その瞬間、私は自分がドーパミン依存に陥っていることに気がついた。

ドーパミンは「エンジン」

ドーパミンはポジティブな「エンジン」つまりエネルギーで、これがあるからこそ面白い仕事はもちろんのこと、困難な仕事であっても笑みを浮かべ、満足しながらやり遂げられる。先ほど挙げた６つのツールで本来のパワー、そして実のあることをやりたいという自然な欲求を取り戻し、クイック・ドーパミンを支配する側に回るのだ。そうすればよく手入れされたロールス・ロイス並みにエンジンが唸ることだろう。ただしエンジンというのは唸るだけではなく、車を速く走らせるのも仕事だ。ここからはドーパミンを注文して自分に「注入する」方法を見ていこう。みるみるうちにモチベーションが溢れ、新しい1日をロケットスタートさせ、新しいプロジェクトや活動も開始させられる。意図的にそうできるようになるツールを4つ書いておく。

ツール❼「動機づけ」を使う

息子のトリスタンは9歳の頃、どうしても九九を覚えようとしなかった。「なぜ」勉強しないといけないのか、「なぜ」やらないといけないのかと常に疑問を呈する子供で(その点は私に似たのだが)、誰も息子に九九を覚えさせられなかった。しかしその年、妻が自宅である〈ザ・JP・マナーハウス〉内の庭で夏限定のカフェをオープンした。息子はお小遣い以外にお金を稼げるチャンスを見出したようで、カフェで働かせてくれと母親に頼み込んだ。「もちろんいいわよ。じゃあレジでお金を受け取ってね」と母親は返事をした。社交の天才のような息子はこれは面白くなりそうだと直感したようだが、母親にこうも言われた。「でも九九は覚えないとダメよ。お客さんは同じものをいくつも買うだろうから。4クローネのペロペロキャンディを3本欲しいと言われたらいくらになる?」すると息子は九九を覚えなければならない理由を即座に理解し、とたんにモチベーションが湧き、その後どうなったかは説明の必要もないだろう。

私の場合、どういう活動にドーパミンを投入したいかによって、強力な「動機づけ」を10種類用意している。私なら1分以内にモチベーションがぐっと上がる「動機づけ」がそのうち4つある。

1　講演の前にモチベーションが上がらない時は、自分がうつだった時期を思い出して、今はうつから脱して全然違った人生を生きられていることに感謝する。もう誰にもあんな思いをしてほしくはない——そう気持ちを新たにする。

2　ジムに行くモチベーションが湧かない時は、父親のことを思い出すようにしている。父はイギリスでショーン・コネリーやロジャー・ムーアとも付き合いがあったほど華やかな人生を送った人だったが、最後の15年は心臓発作を3度も起こして後遺症にも苦しんだ。また、運動不足と不健康な食生活のせいで脳溢血を起こし、体調がさらに悪化した。そういう意味で私にとって父の人生はなるべく健康的な食生活をして、定期的にジムに通うための最も強いモチベーションであり、

「動機づけ」でもある。

3　『パワポによる死を防ぐ方法』と名づけた講演の前にモチベーションが上がらなければ、息子の学校の保護者会に出席した時のことを思い出す。映し出されたパワーポイントは無地の背景に極小の文字がいっぱいに詰まっていて、先生は電気を消し、教室の隅に立ち、スクリーン上で赤いレーザーポインターを行ったり来たりさせながら単調な声でスライドに書いてあることをひたすら読み上げていた。

4　内向的な私は知らない人に会う前には必ず強い不安を感じる。直感に従っていたらどのミーティングもキャンセルしていただろう。その恐怖の中でもワクワクする部分を意識して「動機づけ」に変え、これまで新しく会った人と魔法のように素晴らしいミーティングをした時のことを思い出す。そうやって初対面の人と会う恐怖に打ち勝つ。

モチベーションを出せるくらい強い「動機づけ」になるには感情、つまり思い出と結びついていなければならない。私の４つの例も思い出と感情に関連していたことに気づくだろう。自分の「動機づけ」に結びつけられる良い思い出や悪い思い出を探してほしい。それが見つかれば、その気持ちを何度も「動機づけ」に結びつけ、全身で感じられるほど強力にする。これはすぐにできる人とできない人がいるが、最終的には全員できるようになる。

その感情を湧かせるような状況や場所に身を置いても、感情的な「動機づけ」をつくることができる。うちの子供たちがどうしてもウサギを飼いたがっていた時期、なかなか自分たちでウサギを買うお金を稼ごうとしなかったのを親としては残念に思った。ペットがいれば日課を守る練習になるし、動物の世話をしたり生き物への共感や敬意を学んだりするのは素晴らしいことだからだ。そこで私は週末だけ仔ウサギを2匹借りてきて、日曜の夜にはまた返した。すると後はあっという間だった。感情的な「動機づけ」を実感した子供たちには強いモチベーションが湧いたのだ。2人はあらゆる方法でお金を稼ぎ、3週間前に借りたのと同じウサギ2匹を無事買うことができた。あの日曜の夜、すんなりウサギを返しに行けたといえば嘘になるが、このツールは完璧に機能した。何か欲しければ、その感情を体験できる環境に身を置くといい。それが感情的な「動機づけ」になり、ゴールにたどりつく原動力になる。

ツール❽冷水浴（寒中水泳）をする

ある研究では、水温14度の水中で60分泳ぐとドーパミンレベルが２５０％上がった。この増加は泳いだ直後に一気に上がったのではなく、ゆっくりと増えていった。*3 短い時間の冷水浴でもドーパミンやエンドルフィンのレベルを上げるようだ。それで気分が良くなり、エネルギーが湧き、集中力も高まる。集中力が高まるのは身体をストレスにさらしたことでノルアドレナリンが放出されるからだが、ノルアドレナリンの元になるのは……やはりドーパミンだ。

ツール❾ビジョンボードをつくる

思考の力は意外なほど強い。誰しも次の旅行のことを考えただけで胸がワクワクするだろう。あるいは買いたいと思っているスマホ、車、バーベキューグリル……考えるだけで心地良く、頑張ろうというモチベーションも湧いてくる。しかし別のことを考え始めたとたん、ドーパミンはパワーを失う。記憶というのは頼りにならないものだ。だから「ビジョンボード」が必要になってくる。

大きな紙と色とりどりのペン、のり、ハサミ、そして額を用意する。紙に自分の夢やビジョンの写真を貼って、なりたい自分や創造したいものを思わせる言葉や引用文を書き込む。未来がこんな風であってほしいという絵を完成させ、完成したら額に入れて寝室、バスルームあるいはクローゼットの扉に貼る。毎朝起きて歯を磨いたら、そのビジョンボードを見るのを日課にしてみるといい。そこに描かれた未来の気分を感じ、自分の夢やゴールを満喫するのだ。するとリアルタイムでドーパミンが高まり、モチベーションがほとばしり、やる気満々になれる。テクニックとしては、「ビジョンボード」から毎日1つ、その日集中して取り組みたいものを選んでもいい。その写真を撮ってスマホの待ち受け画面やパソコンのスクリーンセーバーにすれば、1日中どこにいても少しずつドーパミンをもらえる。

ツール⑩勢いをつける

何かが軌道に乗った時の「勢い」には驚くようなパワーがある。週に4回ジムに行けたら、「絶対にこのまま続けるぞ！」と自分に誓うだろう。しかしたいていそこで風邪を引いたり、バカンスに突入したりして、2週間後には再開するのに苦労する。つまり新しいドーパミンを生んでいたのは「勢い」そのものだ。またしばらくジムに通って効果を感じ始めたら、続けたいというモチベーションが生まれるだろう。それがドーパミン・エンジンに再び火をつけるツールとして使える。あの感覚を取り戻すためには何をしなければいけないのか――ということを自分で考えられるようになる。再び軌道に乗れば、かなりの確率でドーパミンが放出される。するとさらにドーパミンが放出され、あとはピアノの自動演奏みたいなものだ。ただしドーパミンは生ものだというのを忘れてはならない。長い期間ジムに行かなかったらまた「勢い」を失ってしまう。アクティビティへの向き合い方も肝心だ。体験やアクティビティの気持ち良さや素晴らしさ、実際に行うことで生まれる価値を意識的に考えるともっと満喫できるし、原動力も湧くのには誰しも覚えがあると思う。

ドーパミンのまとめ

〈天使のカクテル〉は2種類のドーパミンでできている。私が「クイック・ドーパミン」と呼んでいるのはすぐに効果があるドーパミンで、チョコレートを食べたり、だらだらスマホを見たり、ポテトチップスを食べたりすると出るが、長期的には役に立たない。〈天使のカクテル〉には少しだけ入れて人生を楽しもう。私もそうしている。そしてドーパミン源を重ねるのは避け、むしろ分割した方がいい。少量ずつ摂取し、外発的なごほうびにも結びつけないように。今の自分や未来の自分に役に立つ「スロー・ドーパミン」を〈天使のカクテル〉の主材料にする。新しいことを学ぶ、トレーニングをする、クリエイティブな活動をする、人と会う、クロスワードパズルを解く、挑戦を厄介事ではなく成長の機会として捉える、などだ。クイック・ドーパミンを減らすことで、スロー・ドーパミンへの自然な欲求は戻ってくる。〈天使のカクテル〉にスロー・ドーパミンをさらに増やしたければ、自分自身の感情的な「動機づけ」を見つけ、「ビジョンボード」をつくり、冷水浴をし、「勢い」を利用するといい。

オキシトシン――人との連帯感と人間らしさを感じるには

「Awe《オウ》体験」は他のどんな感情も超える

「ほら見て！　なんて美しい夕日……」時が止まったかのように美しい光景に心奪われる瞬間がある。呼吸は次第に深くなり、しっかりと地に足がつき、思いがけず心が安まる。すがすがしい気分。朝には同じ空を気にも留めなかったのに――。素晴らしい景色や美しい花、我が子が初めて歩いた瞬間などを目にすると気分は一気に変化する。このように偉大な何かを前にして謙虚な気分になることは脳科学の世界で「Awe《オウ》体験」［Aweは英語で畏敬、畏怖の意］と呼ばれ、複数の研究で「他のどんな感情も超える」特別な感覚だとされている。脳内ではセロトニンやドーパミンも放出されるが、本書ではオキシトシンの章に分類した。オキシトシンは他の人々、物、偉大なる自然、大いなる存在や宗教などと連帯感を生むという独特の役目をもつ。

オキシトシンは脳では神経ペプチドの一種、血中ではホルモンとして身体機能に様々な貢献をしているが、ここでは精神面に注目していく。まずは、なぜ〈天使のカクテル〉に日々オキシトシンを入れると良いのかを説明しよう。

私自身はオキシトシンが精神的に脳で最も重要な存在だと思っている。人に対する親近感や一緒にいるという感覚、調和、うまくいけば信頼や思いやり、連帯感や寛容さも得られる。

道で知らない人に突然ハグをしてもオキシトシンが増えたり、信頼や思いやり、連帯感や寛容さが生まれたりするわけではない。しかし友人をぎゅっと抱きしめれば信頼、思いやり、連帯感、寛容さが生まれる。つまりオキシトシンとは状況に左右される存在で、人と人との間で段階を経て培われていく。その一方で他の脳内物質と同じくダークな面もある。それについては後述するが、まずはオキシトシンの明るい面、次に毎日つくりたいだけオキシトシンをつくる方法を見ていこう。

オキシトシンの特徴をもう一度書いておくと、得られるのは親近感、調和、信頼、思いやり、連帯感、寛容さなどだ。ここで一旦手を止めて、今読んだ言葉を1つ1つ味わってみてほしい。人生や人間関係にどれほど大きな影響を及ぼすかを感じられるはずだ。

　再び石器時代に時間を巻き戻そう。2万5000年前のある金曜のことだ。その日のことをオーケは永遠に忘れることはない。いつものようにオーケはマンモスの骨と木の枝と粘土でつくった質素な小屋で雨音を聴きながら寝そべっていた。ここ1週間で集めた真っ赤な野生のリンゴを満足気に見つめる。心は穏やかで満ち足りていたが、おや、またありもしないものが聴こえ始めた。小屋の外に誰かが立って、マンモスの骨をコンコンと叩き、咳払いをしたような気がする。オーケは寝返りを打ち、小屋の壁を見つめた。森で採ったキノコを食べて以来、幻聴に悩まされるようになっている。しかし今回はいつもと様子が違う。外にいる「誰か」が同じ動作を繰り返しているのだ。オーケは凍りついた。まさか現実なのか？　まさか！　身動きせずに横たわったまま、パニックと高揚感に襲われる。こんなことが本当にあるのか？　最後に自分と同じ種類の生き物を見たのはもうずっと前で、自分の姿形もよく覚えていないほどだ。するとまたコンコンという音が聞こえ、オーケは藁のベッドから立ち上がった。ドアの外には濡れそぼり疲れ果て、痩せこけた女性――彼と同じ種のメスが立っていた。オーケが見たことのある中で最も美しい女性だ。

体内にオキシトシンが存在しなかったら、オーケはそっとドアを閉じベッドに戻っただろう。しかしオキシトシンや他の脳内物質のおかげで、知らない人間に対してもすぐに強い同情心が湧く。オーケは女性を小屋に招き入れ、ぱちぱちと心地良い音を立てる焚火の前に座らせた。

そのまま2人はブルーベリー・ティーとアップルパイめいたものを食べながら会話を続けた。女性の名はグレタで、何カ月も前に群れからはぐれてしまったという。お互いのことを知るにつれオキシトシンがつくられ、絆が深まる。相手に触れるとさらにオキシトシンがつくられ、2人は恋に落ち、肉体関係を持ち、さらにオキシトシンは増していく。9カ月後、私たちの祖先であるオーケとグレタには美しい双子の赤ん坊が生まれた。エルサとスティーグだ。4人を結びつけるオキシトシンは切っても切れないほど強くなった。家族として愛し合い、敬意を払い、お互いの話に耳を傾ける。オキシトシンによって住んでいる場所にも愛着を感じるようになる。その場所やそこで生まれた思い出も愛するようになるのだ。

現在に戻ると

お気づきだろうか。プライベートで誤解や摩擦、言い争いが起きるのはオキシトシンが少ない時だ。しばらく話していなかったり、触れ合っていなかったり、一緒に過ごしていなかったり。しかし話を聞き、相手に触れ、一緒に過ごしていれば逆の現象が起きる。「セックスの前と後に重要な決断をするな」と言われることがあるが、ある研究によると、セックスの後は両者とも「関係が非常に良くなった」と感じる状態が最長48時間続く。「セックスは2日に1回が適度だ」と言っている人には科学的な根拠があるわけだ。他にも長い抱擁、キス、マッサージや愛撫といった繊細な触れ合いでも大量のオキシトシンが放出されるが、ここで興味深いのは見つめ合う、思いやりを示す、パートナーの話をよく聞くといった行動でもオキシトシンが出ることだ。今すぐにこの本を閉じて、今挙げたことを行動に移した方が良いくらいだ。覚えがあるかもしれないが、パートナーとの関係が最高にうまくいっていれば他のこともうまくいく。とはいえ学べることとやできることは他にもある。

「どうすれば良い友人になれますか?」「どうすれば人気者になれますか?」「どうすればば一緒にいたいと思ってもらえるでしょうか?」そんな質問をしばしば受けるが、私の答えは至ってシンプルだ。あなた自身が周りの人に興味を持ち、最高の聴き手になればいい。私の経験では、一番人気のある人というのはオキシトシンをくれる人、つまり積極的に話を聞いてくれ、心配してくれ、思いやりを示してくれる人だ。そんな人のことは忘れないし、敬意を払うし、気を配る。良いことでも悪いことでも相談したら本気で考えてくれる友人がいるか考えてみよう。その人たちのことを考えただけで口元がほころぶのではないだろうか。

パートナーだけでなく職場も長い時間を過ごす場所なので、職場でのオキシトシンに会社の成功がかかっている。同僚が互いを気遣い、手伝い、忠誠心を抱く職場ではオキシトシンもビジネスも栄えるのだ。

オキシトシンが幸福感に及ぼす影響を理解したところでまた馴染みのバーに向かい、自分や周りの人のために日々オキシトシンをつくる方法を学んでみよう。今日から実践できることを考えながら読み進めてほしい。

ツール❶Aweの感覚をつかむ

まずは本章の冒頭で説明した「Awe」から手をつけてみよう。偉大な存在、手の届かないような存在を意識した時に生まれる感覚だ。芸術や音楽による鮮烈な体験、そして何よりも大自然の中で体験することが多いだろう。コンサートや大規模な政治集会などの強い共同体験によっても得られるが、ここでは森から始めてみよう。木々が紅葉し、地面が色鮮やかな絨毯になり、好奇心旺盛なキツツキが枝から枝へと飛び回っている。

ある研究で、被験者たちは森で毎日15分、8週間散歩をして、時々自撮りするように言われた。片方のグループにはさらに指示が加わった。「散歩中に時々立ち止まって、Aweの感覚を味わってみてください。木や樹皮の模様、落ち葉といったものの偉大さを満喫しましょう」しかしもう1つのグループは「散歩をして、自分の写真を撮ってください」と指示されただけだった。

2グループとも毎回散歩後にアンケートに答えたが、Aweを感じるように指示されたグループは毎回少しずつ感じる力を身に着けていき、自然に対して畏怖の念を覚えるようになった。もう1つのグループに比べて、共感や感謝などポジティブな社会感覚のレベルが上がっていた。*4

ここで最も興味深いのは、Ａｗｅグループの自撮りの様子が変化していったことだ。日が経つにつれ、写真に写り込む自分の顔や身体の面積が小さくなり、純粋な笑顔が増えた。実験の責任者スターム博士はこのようにコメントしている。「Ａｗｅの効果の１つが、〝ちっぽけな私〟という感覚を強めること。どんな人の周りにも存在する全体性や調和への敬意、健康的な視点が生まれたようだ」Ａｗｅグループも最初は感想や考え方が自分中心で、自分自身の問題に意識が向きがちだったが、次第に思考が総体的になり、明確に感謝の気持ちが芽生えていった。

では、日々の〈天使のカクテル〉にどのようにオキシトシンを混ぜればよいのかだが、取るに足らないと思いがちな物の偉大さに意識を向けてみることから始めるといい。この石はどうやってできたのか、なぜ鳥は飛べるのか。秋になれば紅葉した葉の１枚１枚に目をやり、冬には雪の結晶が１つとして同じでないことに感動する練習をする。視覚が知覚の中で最も優勢だから無理もないとはいえ、目に見えるものだけに注目せず、香りや音、味や手触りにも気を配ってみる。自分の周りに唯一無二の素晴らしい存在がいくらでもあること、そういったことに思いを馳せてみるのだ。

Ａｗｅの話が出たついでに、もう1つ驚くべき研究結果を紹介しておきたい。退役軍人72人と貧困地区の若者52人に川下りをしてもらい、Ａｗｅを感じるように指示をしたグループと何も指示しない比較グループに分けたところ、Ａｗｅを指示されたグループはＰＴＳＤが29％も軽減し、ストレスが21％も減り、社会的な人間関係が10％改善し、人生への感謝が9％増し、喜びが8％増えた。この数字は驚くべきものだ。ただ立ち止まってＡｗｅを感じたかどうかでここまで大きな違いが生まれている。

ただし、人間がつくった物に対してＡｗｅを感じるよう指示した場合はそれほど大きな効果はなかった。

ツール❷共感力を呼び起こす

すぐにオキシトシンを増やすための良いアイデアがある。ミーティングや議論に明け暮れた多忙な1日を終えて家族の元に戻る時、家に入る前に一旦立ち止まり、スマホで共感力を呼び起こすような動画を観てほしい。数分で充分だ。それから家に入ると違いに驚くはずだ。大量のコルチゾールやクイック・ドーパミンといった〈悪魔のカクテル〉に満たされたままだと家族のアイコンタクトにも気づかず、かけてくれた言葉も耳に入らなかったかもしれない。しかし戦略的に賢くオキシトシンを増やすことで家族に意識を向け、耳を傾け、存在を感じることができるようになる。そこで同じくらい重要なのが、家族の方もあなたの態度に気づくことだ。よく「この世で最も価値があるものは時間だ」と言われるが、本当の意味で相手と一緒にいるという行為は億万長者の贅沢に匹敵すると思う。これはリーダーや営業マンにとってとても重要な気づきだ。

ミーティングやプレゼン、交渉といったストレスフルな局面でもオキシトシンが決定的な役割を果たす。しっかりプレゼンの準備をする人は多いだろう。12時間かけてパワーポイントを作成し、靴を磨き、ベルトを締め直し、切れ者だという印象を与える準備は整えた。しかしいざ人前に立つと頭が真っ白になり、思考が停止し、覚えたはずの台本もどこかへ消えてしまう。冷や汗をかきながらなんとかプレゼンを終えた時には自分が何を言ったかも覚えていない——一体何が起きたのか。これはコルチゾールとアドレナリンが過剰になったせいで、脳が聴衆を「怒り狂ったサーベルタイガーの群れ」だと認識したのだ。しかしプレゼンの直前にオキシトシンを増やしておけば自分で状況をコントロールでき、結果は段違いに良くなる。オキシトシンにはコルチゾールや血圧を下げる効果があるからだ。

私は講演で何千回もステージに立ってきたし、他の講演者を何千人も分析して、多くの人が共通して犯すミスがあることに気づいた。ステージに上がる前の10分間、講演の出だしを練習したり、もう1度全体的にリハーサルしたり、質疑応答で出そうな質問の答えを考えたりしているのだ。これでは必要以上にストレスを生んでしまう。それよりも自分が望む精神状態に持っていくようにするといい。私の場合は娘の写真を見ている。ちょうど7歳になった頃で、どんな気難し屋のハートも溶かしそうな可愛い笑顔で夏の野原を走っている。するとステージに上がった時にはまったく違う精神状態になる。上の空ではなく心からその場にいることができるのだ。コルチゾールやストレスよりもオキシトシンを感じられればプレゼン能力や記憶力も向上する。ストレスレベルが高いと短期記憶へのアクセスが制限されてしまうのだ。私は何度もこの方法を使っているので、その写真のことを考えただけで目がうるみ、他者への共感が溢れてくる。

ツール❸「愛撫のダンス」をする

2人の人間が初めて会った際の行動はまるで春の初めに我が家の近所の湖で目にする鶴のダンスのようだ。とはいえ、鶴とは違って人間のダンスは非効率でぎこちない。だからこそ見ていて面白いのだが——。初対面では距離を取り、軽く頭を下げて挨拶する程度だ。勇気があれば力を込めて握手する。知り合っておいて悪くないとお互いに感じれば、次に会う時には柔らかい握手を交わし、初対面の時ほどは頭を下げない。3度目ともなると勢いを増し、大胆にも相手の肩か腕に触れ、ランチでは前回より数センチ近くに座るかもしれない。数週間後にはエスカレートして、会った途端にハグの儀式が始まる。そう、この段階的な「愛撫のダンス」によって人は親しくなり、信頼が生まれ、仕事もはかどるのだ。

これは人間が一緒に〝踊る〟プロセスで、必ずしもワインが介在するロマンチックなラブストーリーである必要はない。触れることでオキシトシンが放出される——それを直感的に求めているのだと考えれば納得がいく。知らない人に突然抱きついてじっと相手の目を見つめたりするのは反社会的な行為だが、友人同士ならば想定内だし嬉しいものだ。

そう考えると、コロナ禍の自粛が精神的に辛かったのも不思議はない。誰もが過去に前例がないほど引きこもっていたのだから、オキシトシンの12缶パックがあれば売れに売れていただろう。調査でも、人との接触が欠如したことで強い不安やうつといった精神的な問題が増えている。

しかし話はまだ終わらない。突然電話がかかってきて、「普通の風邪をうつしてもいいですか」と問われたら、たいていの人は恐れをなすだろう。それでも406人の被験者を集めることができたのが、ピッツバーグにあるカーネギーメロン大学でオキシトシンの役割を研究しているシェルドン・コーエン教授だ。被験者は人間関係の揉めごとがいくつあったか、何回ハグしてもらったかなどを自己評価するアンケートに2週間にわたって答えた後、風邪ウイルスにさらされた。すると驚くなかれ――いや、驚かないか――大方の予想通り、ハグの数が多かった人はウイルスに冒されにくく、風邪にかかっても症状が軽かった。一方でハグが少なかった人、揉めごとが多かった人の免疫は苦戦した。同じような結果がコヨーテによる実験でも出ていて、隔離によるオキシトシンの欠如から細胞死まで起きている。

人と触れ合うことで〈天使のカクテル〉の質を上げるには、誰かのそばにいる、友人と会う、親密になる、ハグをする、手を握る、マッサージをするといったことが挙げられる。なお、動物を介しても効果は得られる。犬を使った研究が複数あるが、おそらく他のペットでも同じ効果があるはずだ。人間とも動物とも親密になれない状況ならば、肌に適度な圧力をかけることで感覚神経が起動し、触れられている感覚を得ることができる。オキシトシンの癒しの効果を研究するシャシュティン・ウヴネース・モーベリ教授によれば、重い布団（ウエイトブランケット）にも効果があるという。そういえば、糊のぱりっときいたベッドカバー、シーツを替えたばかりの温かいベッドに入る時の気分は最高だ。その時にオキシトシンが出るのかどうかの研究はないが、オキシトシンを感じる時の感覚と非常によく似ている。その裏づけとなる研究は行われていて、例えばシャワーを浴びた時のような温かい環境で放出されることがわかっている。[*5] こういった事実を組み合わせると重い布団は肌の感覚神経を刺激し、体温も保ってくれる。その心地良い感覚がオキシトシンからきていると考えても大きく間違ってはいないだろう。

ツール❹寛容になる

〈天使のカクテル〉にオキシトシンを増やすお勧めの方法が「他人に寛容になること」だ。純粋な好意には「もっと寛容になりたい」と思えるフィードバックをもらえるというメリットもある。あるグループに感情的にニュートラルな動画を観てもらった。別のグループには共感が湧くような動画、例えば危機に瀕した人に他の人々が思いやりを見せるような動画を観てもらったところ、オキシトシンがベースラインからなんと47％も増えた。*6

私自身は過去に自分の会社の営業担当から「あなたは人に与え過ぎです。これじゃあセールスにならない」と言われて辞められてしまったことがあったが、それは逆だと思う。惜しみなく与えることこそが私の講演者としての成功につながる戦略だった。人に与えたいから与える。見返りを期待してではなく。

以前私は友人と釣り道具店を営んでいた。釣りが大好きだったのと、講演とは全然タイプの違う仕事なのでバランスが良かったからだ。どこの釣り道具店でもやるように国内各地の展示会に出展したが、どの展示会もそれぞれに良さがあった。中でもリゾート地オーレの湖岸は魔法のように美しかった。初日にブースに立っていると、地元の男性が商品を見に来た。話し込むうちに「今夜釣りに行くのにお勧めの場所はないか」と訊いてみると、相手は顔を輝かせて熱心に道順を教えてくれた。私が口頭での説明についていけずにいると地図まで描いてくれた。さらに展示会が閉まる17時頃になると男性はまたやってきた。「なあ、さっきの場所だが……案内するよ。あの地図じゃちょっとわかりにくいから」そして自分の家とは反対方向に20キロも私たちの車を先導してくれ、到着すると「きみたちはボートがないだろうから私のを貸すよ。鍵はここだから、使い終わったら戻してくれ」とまで言ってくれたのだ。その時の彼は本当に嬉しそうで、当然私たちもとても嬉しかった。しかし話はそれで終わらなかった。展示会の最終日に男性がまたやってきたのだ。「次に来る時は私の別荘に泊まるといい。展示会の間はどうせ使わないし。もちろん金なんて取らないから」私はどうしてそんなに親切にしてくれるのか訊かずにはいられなかった。すると男性は笑いながらこう答えた。「私はみんなに親切にしているんだ。そうすると自分も相手も気分が良くなるからね。それが人生の万能薬だよ」その男性のことがずっと記憶に残っていたが、今では〝人生の万能薬〟という意味が理解できるようになった。万能薬の原材料の1つは確実にオキシトシンだ。もちろんドーパミンも一役買っているだろう。オキシトシンのレベルは人を助けることで驚くほど上がり、そのおかげでストレスレベルが下がり、健康状態も良くなる。面白いことに、オキシトシンのレベルは歳を取るにつれ自然に上がるようだ。もちろん例外はあるとはいえ、歳を取るほどに親切になるというわけだ。

ツール❺見つめ合う

アーサー・アーロンという研究者に「少し時間をもらえないだろうか。知らない人にいくつも個人的な質問をしてから、4分間じっと目を見つめてほしいのだが」と頼まれた場合、独身でいた方が平和だ。というのもこの実験で、被験者によっては互いに愛を感じ、6カ月後には結婚したカップルもいたのだから。

人と人が見つめ合うとオキシトシンが放出されることは意外ではないし、それが人間と動物であっても放出されることは想像がつくが、オンラインでも可能なことは知っているだろうか。フィンランドのタンペレ大学の研究によれば、画面越しでも実際に会うのと同じような心理体験を再現できる。ただしあくまでライブの場合だ。

コロナ禍の間、私はオンラインでの講演やプレゼン、ミーティングの進め方を世界中に向けてレクチャーしていたが、受講者にこんな指摘をすることがよくあった。「今日は生え際アップが12人、おでこ見せが8人、耳穴アピールが5人、よく考えてカメラを設置したのは2人だけですね」私が指摘したかったのはもちろんウェブカメラの位置だ。1つのグループに合格者は平均して2人しかいなかった。どうすれば良いのかというと、カメラは目の高さに合わせ、顔に温かな光がかかるようにライトを設置する。そうやってカメラを正面から見つめれば、まるで目の前にいるかのように感じられる。「10分間でカメラの位置を直してください」と指示すると、驚くほどの変化が生まれる。お互いの目を見つめて話すだけで信じられないほどの差が出るのだ。これを聞いてがっかりした受講者もいた。「そうか……自分は18カ月も根本的なミスを犯していたのか。そのせいで連帯感を生めていなかった」そう、痛恨のミスだ。

よく「オキシトシンのサプリメントはないのですか？」と質問されるが、実はある。オキシトシンは例えばエクスタシーのようなＭＤＭＡ化合物を摂取しても放出される。ただしこれはほとんどの国で違法薬物だし、非常に危険でもある。

違法ではないオキシトシンの薬もある。出産後に母乳分泌を促すための処方箋医薬品の点鼻薬で、オキシトシンの研究にも使われている。効果のほどは議論されている最中だが、一定の条件を満たせば効果があるという結論に向かいつつあるようだ。

ＭＤＭＡや点鼻薬に頼るのではなく、自分の脳にある化学工場で生産できるようになった方がいいのだが、それができるようになるまでは点鼻薬に助けられる人もいるだろう。見つめ合うことで血糖値が下がり、コルチゾールのレベルも下がり、ストレス耐性がつき、痛みが和らぎ、傷が早く治り、相手の表情を読む力が向上し、声から相手の意図を察する力が高まるなど、他の人と一緒に過ごすための大切な効果が数多くある。面白いのは、多くの似たような効果がオキシトシンを薬以外の方法（安定した人間関係を構築する、自分が好きな人と過ごすなど）で得た場合にも見られることだ。

ツール❻心が落ち着く音楽を聴く

無意識に心が落ち着く音楽を選んではいないだろうか。理由はいくつもあるが、１つは回復のためだ。私たちの身体は驚くほど賢くて、落ち着いた音楽が回復を促してくれることを知っている。カロリンスカ研究所のウルリカ・ニルソン教授によれば、手術後に30分間落ち着いた音楽を聴くだけで患者のオキシトシンのレベルが上がり、回復が早まった。つまりストレスレベルを下げたい時、回復を促したい時には意図的に心の落ち着く音楽を楽しめばいい。それもセルフリーダーシップだと言えるだろう。

もう一歩進めて、音楽からもっとオキシトシンを得たければ歌を歌おう。経験豊かなプロの歌手でも、歌うのが好きでたまらない素人でも、歌うとオキシトシンが増えることがウプサラ大学の研究者クリスティーナ・グラーペ他の研究でわかっている。歌った後の精神状態をアマチュアとプロに自己判定してもらったところ、アマチュアは喜びとテンションがアップしたが、プロはそうならなかった。しかしどちらも歌った後は集中力が向上し、リラックスしていた。プロの歌手は自分の歌のクオリティーを意識したためコルチゾールが放出され、アマチュアは自分の感情を表現することを意識してコルチゾールが低下していた。歌う時の意識の違いがそれほど大きな差を生むのだ。つまり何を意識するかによってオキシトシンの効果やコルチゾールの量は変わる。私も講演者としてステージに上がる時、パフォーマンスを重視するのか、楽しむためにやるのかではまったく違った体験になる。経験上、パフォーマンス重視でいくと、満喫したり楽しんだりといった副産物を得られることはあまりない。逆に、良いパフォーマンスをしなければという強い不安とストレスを感じてしまう。だからどんな場合も満喫して楽しむことを心がけた方がいい。そうすれば結果もおのずとついてくる。

ツール❼温かさか冷たさに触れる

オキシトシンは温かさに触れても冷たさに触れても放出される。矛盾して聞こえるかもしれないが、よく考えると理に適っている。まず何よりもオキシトシンは温かさで放出される。温かいお風呂に入ったり、ベッドに入ったり、外がマイナス20度で風の強い日にちょうど良い熱さのサウナや暖かい車の中に入った時などだ。それらに共通するのは心が落ち着くこと。この心の落ち着きこそ、冷水浴や熱いサウナの後にまさに必要なものだ。オキシトシンはストレスを感じた時にも放出されるが、冷水浴やフィンランド式サウナほど身体にストレスになるものは思いつかない。アドレナリンとノルアドレナリンがほとばしり体内のストレスが最高潮になると、それを抑えるためにオキシトシンが放出されるのだ。

ツール❽感謝する

感謝の気持ちには魔法のようなパワーがある。幸福感が増し、ストレスのレベルが下がり、怪我や病気の経過が良くなることもある。まずはシナリオ別に感謝の気持ちを見ていこう。3人の女性が同じホテルにチェックインするとする。

1人目は感謝の気持ちに欠けていて、目に入るものすべてに難癖をつけようとする。ホテルに着くと電気自動車の充電スタンドが混み合っていて10分も待たされた。やっと充電器につなげられたと思ったら、今度は自動ドアの開き方が腹が立つほど遅くて肩をぶつけてしまった。レセプションに着いてみると列ができていて、ここでもまた10分待たされ、その間ずっと頭の中で「このホテルのスタッフ配置はひどい」「ロビーで子供が大声で騒いでいてうるさい」「さっきぶつけた肩が痛い」と考えていた。ようやく部屋のキーをもらうと今度はエレベーターが壊れていて、階段を上がらなければいけない。思わず叫ぶ。「こんなサービスにお金を払ってるわけ?」

2人目の女性は仏教で言うところの「心が無の状態」で、やはり電気自動車の充電スタンドで待たされ、遅い自動ドアにぶつかり、レセプションの列に並び、3階まで階段で上がったが、それを良いとも悪いとも評価を下すことなく、部屋のドアを開けた時にはもう忘れている。ただあるがままを受け入れ、気分も上々だ。

3人目はホテルに到着すると嬉しさのあまりこう叫ぶ。「よかった、電気自動車の充電スタンドがあるじゃない。ラッキー!」順番を待ちながら、明日はフル充電になった車で出かけられて安心だと喜ぶ。驚くほどのろい自動ドアに肩をぶつけるが、それも笑い飛ばして「人生そんなに急いでどうするの? それを思い出させてくれてありがとう!」とつぶやく。中に入ると素敵なレセプションのデザインを満喫する。レストランから美味しそうな香りがするし、壁にはアート作品、内装や色、家具も素敵だ。するとレセプションから声がかかる。「お待たせして申し訳ありません。チェックインでしょうか？」10分待って列がなくなったことに気づいてもいなかった。お礼を言ってキーを受け取り、エレベーターに向かうと壊れているが、最近読んだ本に「エネルギーを節約するために階段よりエスカレーターを選ぶ人が多い」と書いてあったのを思い出し、「ちょうどいいじゃない。階段を使えば運動になる」と気持ちを切り替える。部屋に着く頃には感謝と好感と喜びと満喫というオキシトシンに満ちた〈天使のカクテル〉を飲み干した状態だ。

２人目か３人目の女性のような精神状態であれば人生が生きやすくなる。物事をあるがままに、良くも悪くもないと受け取るのは非常に良い。特に成功と失敗の間を激しく揺れ動くような生活を送っている人の場合は。その良い例がＳＮＳで、投稿への反応が悪いとネガティブな気分になるが、抜群に良い反応があると飛び上がるほど嬉しくなる。こんな風に他人の反応に左右されてばかりだと、不本意にも「感情のジェットコースター」に乗っているようなものだ。それより無心でいる方がずっと良い。あるいは３人目のように、投稿した写真を撮った時にどれほど楽しかったかに意識を向ければ、他人からの直接的、間接的な批判から距離を置くことができる。

では1人目のような態度にメリットはないのだろうか。科学的な見地から言うと、ネガティブで感謝の欠如した態度で居続けることにメリットがあるという研究結果は白髪になるまで探しても見つからないだろう。ニュートラルかポジティブ、あるいはその2つのコンビネーションを目指せば、より良い決定ができるようになり、精神状態や人間関係も良くなり、病気になりにくく、寿命も延びるなど、幸福な人生の必須条件を手に入れられる。

うつだった時期、私に欠けていたのはまさに感謝の気持ちだった。なにしろ感謝のない人間だったのだ。何を見ても文句ばかりで、それが精神状態の悪さの大きな要因にもなっていた。毎日のようにネガティブな考えを吐き出し、そこから恒常的にストレスが生まれ、セロトニンを押さえつけ、体内の炎症を増やしていた。オキシトシンなど、妻と物理的に近くにいる時以外は影も形もなかったのだ。それ以外にオキシトシンを出す方法を知らなかったからだが、1人の人間に依存するのは双方にとって良くない。健全な関係とは対等かつ無条件なものだ。しかし当時はそれ以外にどうしようもなかったのだ。

そこまでの道程は長かったが、最後には感謝の気持ちを持つ訓練を始めた。特にやったのは感謝に意識を向ける瞑想で、人、行動、物、自分自身、自分の成功に対して感謝するというものだ。毎晩、感謝していることを3つ書いた。しばらくすると書くのは止めて、ベッドの中で3つ考えるだけになったが、それでも書くのと同じくらい効果がある。7年経った今でも、この感謝の訓練をほぼ毎日、朝と夜にやっている。感謝を欠いたネガティブな思考から脱するために果てしない練習を重ねてきたが、それでも続けている。前に比べると感謝に満ちているが、ストレスフルな状況では昔の感謝のない感情が湧いてくるし、それは積極的に潰していかなくてはいけないからだ。代わりに「この状況で感謝できることは何だろうか?」と考えるようにしている。

ダークなオキシトシン

しかし良い面ばかりではない。この世の常としてオキシトシンにもダークな側面があり、それを誰もが経験し、無意識に使ってしまっている。ここで〈悪魔のカクテル〉に入るオキシトシンについて見ていこう。

株式会社ハッピーハンガーにようこそ。この会社にも商品開発部と営業部があるが、どちらの部署もダークなオキシトシンを無意識に活用して部署内の結束を強めている。営業部のスタッフは商品開発部の人間を「怠惰で人間味のないエンジニアども」と呼び、悪口を言っている。

休憩中も商品開発部のやつらがどれほど惨めかという話に花が咲き、ずるいほど多く給料をもらっているという噂も駆け巡る。嘘か本当かはどうでもよく、悪口を言えればそれでいいのだ。商品開発部も当然同じことをやっている。こんな状態で会社が機能するのかと首を傾げたくなるが、一応機能してはいる。企業コンサルティングの経験からわかったのは、社内にダークなオキシトシンが蔓延している方が一般的だということだ。それでも会社は機能する。ただしそれでは目指すレベルが低過ぎる。業績も精神面ももっと向上させることが可能なのだから。念のため言っておくと、ダークなオキシトシンというのはあくまでたとえで、身体の中のオキシトシンに色がついているわけではない。オキシトシンには両極端な面があり、どちらも連帯感につながるということだ。

オキシトシンは人種差別の原因の1つだとも考えられている。人が「グループに属していたい」欲求は非常に強く、個人のモラルや道徳心にも勝るほどだ。グループに属することは人生で何よりも重要だ。

興味深い思考実験がある。親友やパートナーとうまくいかなかったり摩擦が起きたりした時、自分がどう対応しているかを観察してみよう。他のカップルや友人同士の関係の悪さ、精神状態の悪さを口にしていないだろうか。他人の悪口を言うことで自分の状況をかばい、傷を隠す――それもダークなオキシトシンの利用例だ。そうした使い方はやめて、思いやりを持ち、話を聞くことで相手を受け入れ、敬意を持って関係を修復した方がいい。あなたがリーダーなら部下には明るいオキシトシンを活用するよう勧め、部署の連帯感を高めるようにするのだ。

明るいオキシトシンとは

ではダークではない「明るい」オキシトシンとは？　この章で説明してきた通りだ。相手の話を聞き、気にかけていることを示し、寛容になり、感謝の気持ちを表し、積極的に誘い、親切にすることで連帯感を築く。職場の上司やリーダーなら、部署同士を競わせて敵対させるようなアクティビティは避けた方がいい。それよりも部署を超えたチームで対抗させた方が互いに知り合う機会にもなる。

ある時、大きな上場企業の人事担当者が電話をかけてきて、取締役会がうまく機能していないと嘆いた。会社の業績が上がらないのは、取締役会内で摩擦や意見の相違があるせいだという。「あなたは大勢の人をコーチングしてきたんでしょう。アドバイスをしてもらえませんか？」私はいくつか質問をしてから、「2時間もらえれば解決できると思う」と言ったが、笑われてしまった。「私たちがどれだけ努力してきたと思うんです？　それを2時間でですって？」しかしオキシトシンを使った計画を話すと、人事担当もすぐに同意してくれた。私はその会社に赴き、まずは取締役会の面々が安心できる雰囲気をつくった。最初はあえてゆっくり話を進め、そのあとで「自分という人間を作り上げた人生の苦労」を語るよう全員に頼んだ。すると様々な物語が語られ、2時間後には涙と崩れた化粧が頬をつたい、それぞれに抱き合い、今までとは違った目でお互いを見るようになっていた。これまで何年努力してもダークなオキシトシンしか出なかったのに、2時間で強い連帯感が生まれたのだ。この場合は慌てて先に進めようとしないことがポイントだ。オキシトシンが放出されるのには時間がかかるので、それに合わせてゆっくりと進めなければならない。道で突然知らない人を抱きしめるわけにはいかないのと同じだ。なお、ダークなオキシトシンも同じように機能する。いじめっ子たちも初めのうちは少しずつ小さな嫌がらせやさりげないマウンティングを繰り返し、そのうちに行動の1つ1つで相手や他のグループを貶《おとし》めるようになり、そうすることで自分たちの立場を強める。自分自身にその傾向があると思うなら意識して気をつけた方がいい。また周りの人をよく観察していれば、ダークなオキシトシンがウイルスのように広まるのを事前に妨げる。

私は長らく、他人の悪口は言わないことをモットーにしてきた。友人との関係がぎくしゃくしたりした時など思わず他人の悪口を吹き込みたくなることもあったが、必ず自分を制してきた。自分にとってはそれが警告フラグで、私が誰かの悪口を言うということは、その誰かも確実に私の悪口を言うはずなのだ。そうなるよりは相手と直接話し合った方がいい。

ツール❾ポジティブなストーリーテリングをする

次のツールはストーリーテリング、物語を語ることだ。ここにもオキシトシンや感情が関わってくる。あなたの人生自体が様々な登場人物の登場する山あり谷ありの物語だし、脳には何十万という小さな物語がいっぱい詰まっていて、時々それを自分に聴かせている。人と会うたび、何かが起きるたびに新しい物語が生まれる。共感できる登場人物の物語を聴けばオキシトシンが放出されるし、ストレスを感じるような物語ならコルチゾールが放出される。ストーリーテリングのテクニック次第で、実際の出来事と同じくらい感情を湧かせることができるのだ。一方、何度もその物語を語ったせいで、何倍も大げさな記憶になることもある。ということは感謝や喜び、畏怖の念を覚えた物語を何度も自分に語れば、確実に〈天使のカクテル〉のレシピも変わるだろう。そのためには自分の考えをじっくり内観することを学ばなければならない。脳は自分にどういう物語を聴かせたがっているか？　その物語は心を明るくしてくれるのか？　それとも暗くしてしまうのか？　そういった部分を自分の必要性によって変えていけばいい。今すぐに始められるし、この方法で自分の中のネガティブな物語を1つ1つ消していける。何カ月かすると、意識せずとも脳がポジティブな物語を聴かせ始めるだろう。それがあなたの物語——過去や現在の体験だ。時間はかかるが試す価値はある。

勝手に湧いてくる思考を観察するには次のような方法がある。

1　**フォーカス・アテンション瞑想**　「刺激」と「反応」の間に隙間をつくるために

欠かせない。ここで言う「刺激」というのは自分の考え、「反応」はその考えを考え続けるかどうかだ。

2 **マインドフルネス**　すべてを手離し、今やっていることだけに意識を向けること。自分で「今はマインドフルじゃないな」と思ったら、マインドフルではない。その気づきを失敗ではなく成功として捉える。

3 **第三者として自分を見る**　自分の外に存在する人間になったつもりで、「やあ、きみは今、本を読んでいるんだね。どう、元気？　気分はどう？」と自分に話しかける方法。そこから自分との対話が始まり、自分自身の考えに気づくことができる。これはどんなに時間がかかってもやる価値のあるテクニックで、身に着ければ自分の考えをコントロールできるようになる。本を閉じ、架空の第三者になったつもりで自分に質問してみよう。

私の場合、自分の考えを観察する訓練を重ねて7年になる。そのおかげで自分の脳が考えていることがだいたい「聴こえてくる」ようになった。脳が私に考えさせようとする一言一言、登場人物の声や物語が聴こえるのだ。だから脳がどんな物語を選んできても驚くことは滅多にない。たいていは予測がつくが、それでも時々夢にも思っていなかったような考えが湧くこともある。その場合はそれがどこからきたのかを突き止めようとする。新聞で読んだのか、映画で観たのか、誰かが何気なく言ったことなのか。かすかな香りがトリガーになることもある。すると必ず答えが見つかるのでなかなか面白い。心の探偵のようなものだ。ある日、脳が急に鬱々とした考えや感情、記憶そして物語を大量に出してきて驚いたことがある。ショックのあまり妻にこう言った。「おかしいよ。なぜなのかさっぱりわからない。一生懸命考えたし、書き出してもみた。ストレスマップもつくって分析してみたんだが、それでもさっぱり理由がわからない」その後2日間、何百件という研究に当たって決定的なことを学んだ。「コルチゾールと炎症の関係」だ。これは次々章で取り上げるが、まずは最後に取っておいたオキシトシン最強のツールを紹介しよう。

ツール⑩「ホ・オポノポノ」を唱える

私がコーチングの中で教えている何百というテクニックの中でもこれが疑いなく最強のものだ。「ホ・オポノポノ」はハワイの言葉で、相手に対してやってしまったことを中和してくれる４つの美しいフレーズで成り立っている。

愛しています。ごめんなさい。許してください。ありがとうございます。

私は行動に移すのが好きなので、早速一緒に試してみたいと思う。まずは４つの言葉をすらすらと口から出るようになるまで暗記する。それから心地良い姿勢で座り、目を閉じ、頭の中でこれまで自分にポジティブにあるいはネガティブに影響してきた人たちを思い浮かべながら言葉を唱えてみる。最後に自分自身にもこの４つの言葉をかける。強力なパワーがあり、試した人の半数が感謝の涙を流すほどだ。リラックスできる音楽をかけてオキシトシンを強力に重ね、必要になるかもしれないからティッシュペーパーも用意して、さあ始めよう。

以前コーチングに参加した男性は、新しい職場に来たばかりの頃に上司にひどい態度を取られた。後に形だけ謝罪され、表向きには決着がついたが、その上司とはその後も毎日職場で顔を合わせなくてはならず、毎回胸にナイフを突き立てられるような気分だった。その痛みは何をやっても消えてくれず、むしろ強くなっていった。そんな時、私のポッドキャストでホ・オポノポノのことを知った彼は、どうしても状況を打破したいと、上司とすれ違うたびに1日何度もその言葉を心の中で自分に対して唱えた。すると3週間後には痛みとネガティブな感情が消えて、1カ月後には上司を見ても何も感じなくなった――そういった話をホ・オポノポノを教えた受講者から何度も聞いてきた。

オキシトシンのまとめ

オキシトシンの入っていない〈天使のカクテル〉などあり得ない。オキシトシンのおかげで人の温かさ、つながり、安心、連帯感を感じられるし、オキシトシンが人を人間らしくし、癒してもくれる。偉大な存在に畏怖の念を抱き、毎朝意識して感謝の気持ちを持つことでオキシトシンが出やすい環境をつくれば1日中維持することができる。オキシトシンが出る行動とは人と触れ合う、心を開く、分かち合う、対話する、気遣う、助けるといったものだ。心からその場を満喫したい時、人への共感や感情移入が特に大事な場面（家族の待つ家に帰った時、デートの前、上司あるいは部下との面談を控えた時など）ではホ・オポノポノを唱え、親愛の念や仲間意識を呼び覚ますような写真をスマホで眺め、〈天使のカクテル〉にオキシトシンを増量するといい。

セロトニン――自分の社会的地位に安心し、満足感を得るには

私はセロトニンが大好きだ！

セロトニンのおかげで満足感、安定感、それに「常に何かを追いかけている必要はない」という心の余裕が得られ、そこから人間として基本的な喜びが生まれる。セロトニンはこの本で最も難しいテーマだが、じっくり説明するのでどっしり構えて聞いてほしい。まずはセロトニンの存在意義を確認しておきたい。再び石器時代にオーケとグレタを訪ね、なぜセロトニンの基礎が「社会的地位」にあるのかを見ていく。

社会的地位とは

時は2万5000年前。オーケとグレタ夫妻は部族のリーダー的存在になっていて、いたって平和で幸せに暮らしていた。ストレスもたいしてなく、心の調和が取れた日々

だ。2人ともヒエラルキーの頂点にいるから必然的にセロトニンのレベルも最も高い。食べ物、パートナー、住処——必要な物は何もかも揃っている。部族の中で一番良い布をまとっているし、一番美しい装飾が施された杖を使っている。しかしある日、すべてを変えてしまう出来事が起きる。遠くから大人数のグループが近づいてきたのだ。2人は力の限り走って仲間の元に戻り、見知らぬ人間たちがやってくるのを待ち構えた。良い人たちなのか、悪いやつらなのか？　幸いなことに良い人たちのようだった。技術的にも優れていて、態度も洗練されているし、夢のように美しい布をまとっていて、杖なんて……。仲間は次々と彼らを取り巻き、憧れの目で見つめている。オーケとグレタは社会的地位を脅かされた。当たり前のようにあった食べ物や住処を奪われそうに感じ、ストレスがぐんと増す。セロトニンが与えてくれていた心の調和も吹き飛び、ストレスに満たされる。グレタは心を落ち着けようと森に散歩に向かったが、苛立ちは収まらない。怒りに任せて持っていた燧石《ひうちいし》を大きな石に投げつけると、火花が散った。「今のは何？」ドーパミンのおかげでモチベーションが湧き起こる。何度も試してみると、燧石を石に打ちつけると火を熾《おこ》せることがわかった。グレタは集落に駆け戻り、オーケにも火が熾きるところを見せた。仲間は皆、自分の目が信じられないようだ。「石から火が？」「すごい、ものすごい発見だ！」オーケとグレタはまた英雄として崇められ、自然にリーダーの地位に返り咲いた。すると2人のセロトニンはまた増え、心の調和が戻ってきた。ヒエラルキーのトップに返り咲き、食べ物や住処が保証されたからだ。

現在に戻ると

セロトニンは明確に社会的地位と関連している。高い地位にある人はセロトニンが多く、心の調和が取れていて、ストレスが少なく、健康でもある。必要な物はすべて手に入るし、地位も安泰だと感じられるからだ。しかし実際の社会的地位、あるいは自認している社会的地位が脅かされるとセロトニンにも影響が及んでストレスが生じ、攻撃的になることもある。社会的ヒエラルキーの底辺にいる人、あるいは底辺にいると感じている人はセロトニンが最も少なく、常にストレスを感じ、健康状態も良くない。オーケとグレタの世界で言うと、捕まえたウサギを自分が食べられるのか、ヒエラルキーが上の者に奪われてしまうのかわからない状態で生きているのだ。

哺乳類の大半と同じく、我々人間も社会的地位に対して本能的な反応を示すが、動物とは決定的な違いがある。人間は複数のヒエラルキーに属していること、そして1日のうちに社会的地位が上がったり下がったりすることだ。

1日の始まりに職場で上司に叱られたとする。皆が黙って見守る中、しょげかえって自分の席に戻る。社会的地位が下がり、セロトニンも下がる。その6時間後には地元のボウリングクラブにいて、そこでは生きた伝説のような存在だ。今日の大会でも完璧なゲームで観客を歓喜させ、セロトニンは上がり、気分も良くなる。

ヒエラルキーが何重にもなった社会の中で、セロトニンのレベルは大きく上下する。自分がいる場所や一緒にいる相手、ヒエラルキー内での上下関係によって気分が変化するのだ。

もう1つ、動物とは違って厄介な点がある。ディスプレイ越しに存在する驚くべき社会構造のことだ。脳はハリウッド映画やネットフリックス、SNSで目にした人を自分の社会構造の中で比較してしまう。自分よりかっこいい車や大きな家を持っていて、お金があり、見た目も良く、色々な能力があってキャリアも素晴らしい人がいたとする。たとえそれが地球の反対側に住んでいる人であっても、脳は自分がヒエラルキーで下位にいると思い、急にセロトニンが下がり、ストレスが増し、失望感に打ちのめされる。しかし同じことがモチベーションにつながることもある。特に自尊心の強い人は他人が成功しているのを見てモチベーションが湧き、自分も頑張りたいと思うだろう。

でっち上げでしかないこの特殊な社会構造を無効にできる人もいる。高度な前頭前皮質（意志の強さや感情を決める能力を司る部分）のおかげで、知性によって「ＳＮＳで見たものはフェイクの可能性あり」と解釈できる人だ。今読んだ記事の内容は正しくないかもしれないし、ハリウッド映画は極端にロマンチックで大袈裟だし、現実はネットフリックスのシリーズドラマほどドラマチックではない。しかし「できる人もいる」と書いたのには理由がある。知性によって社会的地位を気にするという太古の昔から存在する本能を抑えるのは簡単なことではないからだ。ここでは年齢も関係してくる。前頭前皮質は25歳前後まで完全には成熟しない。つまり子供や若者の方がＳＮＳで毎日見かけるでっち上げの社会的地位を無視しづらいということになる。

社会的地位を決めるもの

霊長類の社会的地位を調査した研究では、力や大きさ、攻撃性がものを言うことがわかっているが、人間の場合はそれに加えてとんでもない数の要素が関わってくる。財産、容姿、身に着けている服、所有物、年齢、杖の立派さなどはあくまで一例で、もっと些細な要素でも意識的に社会的地位を変えられる。態度や言葉、ボディランゲージ、さりげない仕草、協調性、有名人と知り合いであることをほのめかすネームドロッピングのような他者との関係性もだ。

私自身、社会的地位とセロトニンにはずいぶん振り回されてきた。特にＳＮＳでは何年も嫉妬に苦しみ、誰かの人生がうまくいったり成功したり、自分より社会的地位が上の人を見ると本当に胸が痛くなるほどだった。自分の社会的地位が脅かされるように感じたからだが、今ではそうではないとわかっている。この世界はそこまで小さくない。確かに、昔のように１００人程度の孤立したグループだったら、ささいなことが社会的地位に大きく影響しただろう。グループで一番高い地位にいる人は、私が一番良いパートナーを見つけ、家族を養い、幸せに生きる可能性を奪うことができた。しかし現在ではグループが何十億人というメンバーで形成されていて、その人たちが日々ＳＮＳに投稿している。我ながら矛盾しているしバカバカしいと思うのだが、以前はスマホのアプリで誰かが笑みを浮かべて豪邸から豪華クルーザーで海に出ていくのを見ると痛みを感じ、自分に失望したものだ。なぜ自分がそんなに嫉妬深いのかはわからないが、おそらく当時うつ状態だったせいもあるだろう。うつが改善するにつれて自信が増し、自己肯定感も上がり、嫉妬もしなくなっていった。

褒められたりグループの仲間に見てもらっている、聞いてもらっていると感じるとセロトニンのレベルが上がる。だったら自分も周りの人にやってあげればいい。さらに言えば褒めてセロトニンを〝感染〟させれば、周りの人からもっと好かれるようになるだろうし、周りも同じように返してくれるようになるだろう。興味深いのは、褒める人の社会的地位によってセロトニンへの影響力は変わることだ。バラク・オバマ元大統領から褒めてもらうのと、道で知らない人に褒められるのとでは違ってくるということだ。ただし、やたら連発すると褒め言葉がインフレを起こす危険性があるので、褒める時は心から。乱用はしない方がいい。

褒め言葉に影響されるのだから、当然批判にも影響される。褒め言葉や批判の受け取り方に大きく関わってくるのが「自尊心」だ。まずは「自尊心」と「自信」の違いを明確にしておこう。私が知る中で一番わかりやすく納得できる説明では、「自信」は様々な活動において自分をどれだけ信頼できるかだ。バスケットボールを何年も練習してきて、試合で何度も勝ち、実際に上手だったら、自分のバスケット能力を信頼できるだろう。一方で「自尊心」は自分に対してどの程度どのように感じているかだ。高い自尊心を持つ人は失敗した時にも「それでも最善を尽くした」と思えるが、自尊心が低いと「なんで自分はこんなにバカなんだ。このレベルでバスケットをプレーする資格はない」と思ってしまう。

「褒め言葉や批判にどのくらい影響されるか」という話に戻ると、自尊心の高い人が見た目を批判されてもそれほどダメージは受けないはずだ。見た目とは別のところに価値があることをわかっているし、基本的には自分自身に満足しているのだから。同じように、その人が褒め言葉を額面通りに受け取らないのも明白だ。褒められたからといってあまり関係がないというか、どちらにしても自分はありのままで素晴らしいと思っているし、外からの励ましをそれほど必要としていない。一方、自尊心の低い人は一生他人に注目してもらうことに時間を割くだろう。褒められるとすぐに自分の中で社会的地位が上がり、最高の気分になるが、批判を受けると地位がどん底まで落ちたように感じられ、気分も落ち込む。私はよく自尊心の低い人の人生をジェットコースターにたとえる。

上りは心穏やかで満足しているが、下りは不満だらけで人生真っ暗――その繰り返しだ。

セロトニンの効果①満足する

社会的地位が脅かされているように感じなければ満足感が生まれ、それ以上追いかけることもしない。満足というのは他に類を見ない独特の心境だ。その場に存在し、すでに持っているものを心から満喫している状態だ。そこを目指したければ追いかけるのを控え、人と自分を比べることも減らすべきだ。

セロトニンの効果②機嫌が良くなる

北欧人が1年で一番機嫌の良い時期は春から夏にかけてだ。その理由が日照時間だというのは明白だが、セロトニンは運動、睡眠、食事にも影響される。6種類の脳内物質の中でもつくるための準備が一番大切なのがセロトニンだ。機嫌良く安定していれば、生きるのはずっと楽になり、良い変化も起こしやすくなる。だからセロトニンのツールについては特に念入りに読んで〈天使のカクテル〉に加えてほしい。

ツール❶自尊心を鍛える

1つ目のツールは以前の私のような状態を想定している。自尊心が低いせいで社会的地位が高く見える人に嫉妬し、強いストレスを感じている状態だ。ではどのように自尊心を鍛えればいいのか。もっと正確に言うと、他人の社会的地位に影響されなくなるにはどうしたらいいのかだ。

1　自分自身を愛そう！　どうやるかというと、自分を愛そうとしない場合とまったく同じで「反復する」のだが、それをポジティブな方向にやる。良いことをしたら自分を褒める。自分をねぎらい、「すごいよ！」と語りかける。

2　間違えても自分を責めない。「ああ、失敗したな」と考えるだけにしておいて、そこから学べることは学び、自分を責めなかったことで自分を褒める。学びのない自己批判には何の生産性もないし、刷り込まれた反射行動でしかない。刷り込まれた原因は育ちや学校など社会生活にあることが多い。

3　自尊心の低下は自分に評価を下すことから起きる。自分に評価を下している人は他人にも評価を下していることが多い。それをやめる訓練をすれば、自分にも評価を下さなくなる。他人のことを良いとか悪いとか決めつけなくなるまで訓練するのだ。人間というのは面白いことに、理由を考えずに決めつけていることが多々ある。例えば前の車が危険極まりないUターンをしたら、誰もが「あのバカ！」と叫ぶだろう。そこにどんな理由があるかまでは考えない。しかし自分が同じことをやった日には、「病院へ急いでいた」「恋人に振られて冷静な判断ができなかった」「曲がろうとしたら道路に小石があって対向車に当たらないように避けた」など、しごく当然な理由をいくらでも挙げられるのだ。

4 個人的に好きで長く使っているツールは、ハートマークの中に自分の名前を書くというものだ。そんなのバカっぽいし恥ずかしいと思う人はむしろやった方がいい。私はシャワーブースの曇ったガラスにいくつもハートを描いて、中に自分の名前を入れる。自分を愛するのは一番重要な事だ。自分の社会的地位が強固に感じられ、他人の意見に左右されにくくなる。

5 「オープン・モニタリング瞑想」はセロトニン増量に効果的な瞑想だ。リラックスして、呼吸を落ち着け、深いゆっくりした呼吸を感じてみる。後で述べるが、自分の呼吸に意識を集中させる「フォーカス・アテンション瞑想」とは違い、頭に浮かぶ思考に意識を向ける。何か考えが浮かぶたびにそこから距離を置き、良いとか悪いとか評価を下さずに観察する。考えは変わっていくが、そのまま観察を続ける。これが瞑想後に現実に戻った時、自分や他人の行動に評価を下したり感想を持ったりしないための訓練になる。

6　自分がネガティブなことを言いそうになる兆候をキャッチし、代わりに自分のポジティブな点を3つ挙げる癖をつける。

セロトニンやバランスの取れたポジティブな気分、そして満足感を味わうのが好きでない人はいないだろう。これまで5万人近くにこんな質問をした。「もっと欲しいとか何かを追いかけたい（ドーパミン）と思わずに、心のバランスが取れていて幸福を感じるのはどんな時？」すると答えは世界中どこでも驚くほど同じだ。「森を散歩している時」「乗馬している時」「夏に田舎にいる時」「釣りをしている時」「海を見ている時」「スキーをしている時」「楽器を演奏している時」「やるべきことがない時」「身体を動かしている時」「ダイビングをしている時」「瞑想をしている時」——どの答えにも共通するのはストレスがないこと、そして社会的地位が脅かされないアクティビティであることだ（5万人のうち1人も「競争している時」とは答えなかった）。これらの答えがどれもセロトニンを誘発するかはわからないが、セロトニンが与えてくれる気分に酷似していることは確かだ。

ツール❷ドーパミンとセロトニンのバランスを取る

ドーパミンとセロトニンの違いを簡単に説明すると、ドーパミンは人を突き動かし、衝動を増し、外にある対象へと意識を向けさせる。ドーパミンは欲求を満たすために何かが必要だと感じることで刺激されるが、それが満たされると今度はセロトニンが放出されて衝動を抑えてくれる。わかりやすい例が食べ物だ。空腹になるとドーパミンが何か食べるように仕向けるが、お腹がいっぱいになるにつれてドーパミンの生産が収まり、セロトニンに取って代わる。これはホメオスタシスと呼ばれる現象だ。脳は常にバランスを取ろうとしていて、何か（この場合はドーパミン）が正常な状態から逸脱すると修正しようとする。

ごく簡単にまとめると、ドーパミンはまだ持っていないものが欲しくなる気持ちを、セロトニンはすでに持っているものに満足する気持ちを生んでくれる。人生において真逆の存在だが、自分でコントロールできるように訓練する価値がある。

自分、あるいは知り合いでドーパミンに突き動かされている人に心当たりがあるだろう。新しいものへの欲求が尽きない――私もまさにそうで、脳が常に新しいことを探し回り、しかもあっという間に飽きてしまう。狂ったような野心を持ち、追いかけることを厭わない。一方で常に満足している人もいる。その2種類の人間の間に様々な割合でドーパミンとセロトニンに突き動かされる人たちが存在する。それが遺伝子によるものなのか学習によるものなのかはいまだ科学的に解明されていないが、重要なのはそれを突き止めることではなく、脳には可塑性があり、変えられるという事実だ。

ドーパミンに突き動かされて生きている人も、ドーパミン分泌を刺激するものを減らすことで「何かを追いたい欲求」を抑えることができる。例えば次々とドーパミンを放出させることを避け、今この瞬間を楽しみ満喫することを心がける。私の場合、ドーパミンを大人しくさせる方法が3つある。1つ目は自分に「やるべきこと」を課さない、2つ目はスロー・ドーパミンの出るような活動をする。読書や釣り、絵を描くといった実際的な趣味だ。3つ目は「フォーカス・アテンション瞑想」で、静かに座り、自分の呼吸や鼓動を数える。

コーチングの経験上、セロトニンで生きているタイプの人は逆に「何かを追いたい欲求」を刺激する必要がある。まずは小さな目標を立て、それを達成できたら次はもっと大きな目標……と進めていくうちに勢いがつくことが多い。いつ始めて、いつやめるかもポイントだ。やり始めたことに夢中になりすぎると計画の一部しかやり遂げられなくなる。To Do リストも非常に役立つ。

ドーパミンだらけの現代社会だが、私たちの祖先は逆にセロトニンとドーパミンのバランスが良かったのだろう。ドーパミンは消費するほどさらに欲しくなり、セロトニンが自然に与えてくれる満足や幸福感から離れてしまう。

ツール❸日光を浴びる

壁の向こう、窓の向こう、パソコンのディスプレイの向こうに、人生で一番大切なビタミン剤がある。それが完全無料のツール、日光だ。多くの研究で、北欧諸国では冬の半年間に気分が落ち込む人が多いという結果が出ているが、それは人とあまり会わず、運動せず、食生活も悪くなるから……だけではなく、日光が足りないせいだ。冬の太陽は昇ったと思ったらすぐに沈んでしまう。それに寒い時季は屋内にこもりがちにもなる。しかし幸いなことに、寒いからといって日光の効果が減るわけではない。肝心なのは日光の量と当たる時間だ。つまり太陽が輝いている日に短い散歩をするのと、曇った日に短い散歩をするのでは受ける量が変わってくる。曇った日には長めの散歩をしてしっかり日光を取り込めばいい。

日光がどれほど重要かというと、太陽によってその日のセロトニン量が左右される。つまり外に出て陽に当たらないと、セロトニンの量を減らしていることになる。「今日は日光によってセロトニンを増やす必要はない」と決め込んでしまうようなものだ。専門用語で言うと、日光はセロトニンが再吸収されるのを抑えることで、シナプス間隙《かんげき》の神経伝達物質の濃度を一時的に上昇させる。つまり選択的セロトニン再取り込み阻害薬（ＳＳＲＩ）と似た効果があり、わかりやすく言うとセロトニンを満喫させてくれる。

１日くらい陽が照らない日があっても問題はないが、連日それが続くと（北欧では冬の間ずっとだ）気分が落ち込むのをはっきりと感じる。暗い季節に期間限定のうつを発症する人もいる。私は自分に関するデータを集めるのが大好きで、それは自分自身を理解し、夢にも思わなかった発見をするためだが、同じタイプの人に面白い提案がある。１

年間毎日、その日どれだけ太陽を浴びたかと、その日の気分を1から10で採点していくと傾向が見えてくる。それを目の当たりにすると1日1度は太陽を見ようという気になり、朝昼晩の食事と同じくらい大事になる。

どのように太陽を取り込めばいいかだが、方法は2つある。あなたの日々のセロトニンレベルは目から入る光に左右されるので直接肌に当てなくていい。ただしビタミンDは肌に当たる日光に影響を受ける。ビタミンDの効果は健全な老化、不安の抑制、さらには心血管系を強化し、免疫系を維持し、視力を向上させ、骨も強くしてくれる。しかも間接的にセロトニンの生産にも関わっているので、厚着する冬の暗い時季には乳製品などビタミンDの豊富な食品を意識して摂り、それでも足りなければビタミン剤で補うといい。

要はどんな季節でも天気でも、どんな予定の日でも、1日1度は外に出て散歩をするようにしよう。

ツール❹食べる

まるでゾンビのようにある行動を取ってしまうことがある。北欧人なら「シナモンロールをくれ〜〜」となるだろうか。ハリウッド映画では失恋するとアイスクリームやお菓子をむさぼり、大変なことが起きると部屋がピザやファストフードの空箱で溢れ返る。精神的に辛い時に不健康な食べ物を食べたくなるのはなぜだろうか。

主な理由は糖質を摂取するとすぐにトリプトファンが放出されるためだ。トリプトファンは身体がセロトニンをつくる時に使われるアミノ酸で、糖質を食べるとトリプトファンが得られて脳にセロトニンの材料を提供することになる。これは自分を観察していても興味深い現象だ。クイック・カロリーを食べる量が増えたらそれはトリプトファンが足りていない証拠で、そのせいでセロトニンも足りなくなっているかもしれない。自分でも気分が不安定になったりうつっぽくなったりしているのがわかる。その状態が続くようならできるだけ早く手を打った方がいい。精神的な不調は長く放置するほどに対処しづらくなるからだ。

ここでトリプトファンについて詳しく見ておこう。セロトニン生産の基本になるアミノ酸で、食品から得られる。このトリプトファンが足りないとセロトニンを生産する条件が悪くなる。トリプトファンが豊富な食品は七面鳥、鶏肉、まぐろ、緑のバナナ、オーツ麦、チーズ、ナッツ、種子、牛乳などで、セント・ジョーンズ・ワートというハーブのサプリメントも販売されている。ただし新しいサプリメントを使う際、他の薬（特に抗うつ薬）を飲んでいる場合は、必ず主治医に相談してほしい。

興味深いのは、体内のセロトニンの90～95%が胃腸の中にあることだ。胃腸のセロトニンは長らく、血液脳関門を通り抜けられず脳のセロトニンとは無関係だと考えられてきた。しかし2019年に、迷走神経経由で関わりがあることが突き止められた。[*7] ここ数年はマイクロバイオーム、つまり腸内細菌叢《さいきんそう》（フローラ）と腸脳軸が人間の精神状態に大きく影響するという研究結果が雪崩を打って出てきている。複雑な研究だが結論は単純だ——食べる物が精神状態に直結する。では何を食べればいいのか。一言で言うと、「多様な食材を食べる」ことだ。様々な食べ物が様々な腸内細菌を増やし、維持してくれる。中でも善玉菌が多いほど良い。効果に限りはあるがプロバイオティクス〔腸内フローラのバランス改善により健康に好影響を与える生きた微生物〕製品も活用できる。ファストフードやクイック・カロリー系の食べ物、白砂糖は避け、果物、野菜、全粒穀物といったスロー・カロリーを摂取することを心がけたい。セロトニンのレベルが低いと、恐ろしいことにさらにクイック・カロリーを食べたくなる。甘味料のアスパルテームを使う人もいるが、セロトニンだけでなくドーパミンやノルアドレナリンも減少させることが判明しているのでこの場合は良いとは言い切れない。良くも悪くもあるというのはジレンマではあるが。

クイック・カロリーを摂取したいという欲求には目を光らせておいた方がいい。身体からのサインに気を配り、リモコン操作のゾンビのようにポテトチップスやお菓子や炭酸飲料を買いに行くのを事前に防ぐのだ。代わりにニンジンやナッツ、86％のダークチョコやスナップエンドウを食べるといい。私自身がやばいと思った時につまむ非常食だ。

ツール❺マインドフルネスを感じる

「マインドフルネス」という言葉は何度も聞いたことがあるかもしれない。マインドフルネスは究極の満足感で、練習すれば魔法のような感覚を得られる。「マインドフルネスで人生が180度変わった」と言う人も多くいるくらいだ。その逆が「コンテキストスイッチ」で、同時に複数のことをしているが、心も身体も常に別の場所に行こうとしている状態だ。マインドフルネスの逆ということは、コンテキストスイッチは健全ではないのだろうか。確かに色々なことを進められるという意味では良いし、それが現代の成功の基準でもある。しかし問題はコンテキストスイッチが上手になると、その瞬間を満喫するのが下手になることだ。それは困るようなことなのだろうか。個人的にはコンテキストスイッチよりもその瞬間を満喫するマインドフルネスの方が大事だと思っている。あらゆる知覚を駆使して自分が存在するのを実感できるからだ。

コンテキストスイッチの日常的な例として料理が挙げられる。脳がコンテキストスイッチに慣れてしまった人は、手順を追って料理をするだけでは気が済まない。同時に皿を洗い、ドラマを観ながらスパイス棚を整理して、明日のお弁当の用意もする……そんな人は料理という体験自体を逃してしまっている。思い浮かぶのは料理という行為に情熱と愛情を注ぐイタリア人だ。コンテキストスイッチをしない人＝マインドフルだと定義できる。

別の例が、初めて人と会う場面だ。ちゃんと地に足がついている人なら相手に質問してよく知ろうとし、純粋な興味を示すだろう。その一方で視線がさまよい、思考も行動もちぐはぐな人もいる。

もう1つ挙げておきたいのが、人の感情は基本的に2つの要素から生まれるという点だ。思考の内容、そして知覚からの刺激（聴覚、触覚、視覚、嗅覚、味覚からの情報）だ。こういったものがすべてセロトニンや内因性カンナビノイド、ドーパミンなどに変化する。つまり意識して知覚体験をすることで、感情を構成する化学物質を感じることができる。

その瞬間をしっかり味わうことも訓練次第で上達する。だからすぐに始めてみるといい。この本をじっくり味わって読み、得た知識を満喫し、暖かくて心地良い場所に座っていることに感謝し、コーヒーを味わうのだ。この訓練で脳がより多くの強い感情を感じられるようになる。長期的に役立つアドバイスとしては、1日1つ知覚を選んで集中的に訓練することだ。月曜日は嗅覚とすると、意識してバナナや壁紙の糊、自分の肌、通り過ぎる人の匂いを嗅いでみよう。

もうすでに五感を使ってその瞬間を満喫できていると思う人は、科学的な流行りの要素に手を出してみてもいいかもしれない。圧力、温度、筋肉にどのくらい力が入っているか、痛み、バランス、のどの渇き具合、空腹、時間などだ。

それでも「私は効率的にあれこれやりたい」「本当に脳をそんな風に訓練できるのだろうか」と思う人もいるだろう。黒白はっきりした答えはどこにもないが、平日は働いている間ずっと時速200キロでコンテキストスイッチし、土日はブレーキをかけて時速2キロまでスピードを落としてその瞬間を満喫し、自分の知覚にも意識を集中できるようになる……なんてことはあるわけがない。そんな現実はないし、できる人がいるとしたら超人だ。そこで肝心なのがバランスで、平日の時速200キロは100キロに落とし、職場でも意識して一瞬一瞬を楽しむようにする。仕事中であってもそれは大事なことだ。人の存在、仕事での成功、あらゆる感情を体験してみるのだ。職場はかなり長い時間を過ごす場所だから、満喫することを覚えなければやっていけない。

私個人が今のところ最強だと思っているのは、夏休みにスウェーデンの北極圏にあるアビスコ国立公園という国内で最も美しい場所に行くことだ。そこでは本当に時速100キロから2キロまで落とすことができる。スマホなしで1週間過ごすだけで脳が急ブレーキをかけ、家に帰ってからも夏休みが終わるまでその状態で過ごせる。そうでもしなければ私の脳は完全にリラックスするまでに4、5週間かかるので、それでは夏休みが終わってしまう。週末の前にも、リラックスするために意識的に金曜日の午後からペースを落とし、仕事の後に30分瞑想をしている。スマホは別の部屋に置いて、自分の脳に「今からコンテキストスイッチをやめて、今という瞬間を満喫するモードに入る」という指令を出すのだ。

ツール❻思考を意識し、コントロールする

すでに書いたが、確実に身に着けたほうがいいのでもう一度書いておく。出来事の記憶であっても、出来事そのものと同じ感情を抱くことができる。つまり記憶も脳内物質を放出させるのだ。なぜそれが重要かというと、私が会ってきた人の多くは自分で自分の思考を選んでおらず、周りに影響されているからだ。今の時代、周りから簡単に手に入る情報といえばネガティブなものの方が多い。ポジティブなニュースはあまりバズらないから仕方がないが、職場の休憩時間も話題はネガティブな方向に行きがちだ。その方が話題を出した人が注目をされるからだろう。一方でＳＮＳの世界はあり得ないほどポジティブだ。ところが脳はあり得ないことだとわかろうとせず、99％虚像であるＳＮＳと自分を比べてしまう。比較が自己批判につながるとポジティブとは程遠い精神状態になってしまう。自分の思考を意識し、コントロールできるようになることがセルフリーダーシップにおいて必須の能力だ。自分がどういう気分になりたいかを選ぶのもリーダーシップの１つ。誰だってバランスの取れた精神状態を保ち、素晴らしい気分でいたいものだ。

ツール❼運動して、食べて眠って瞑想する

運動、食、睡眠、瞑想はセロトニンを出すためのスーパーアクティビティだ。1つ1つが完璧な〈天使のカクテル〉をつくるための優れた材料なので、p.193からの「〈天使のカクテル〉のベース素材」で改めて詳しく取り上げる。

ツール❽ストレス源をなくす

これは慢性的なストレスをなくすことで間接的にセロトニンのバランスを改善する方法だ。間接的とはいえ非常にパワフルなツールになる。まずはセロトニンのバランスが崩れる9つの要因を見ていこう。

・慢性的な身体の痛み
・いじめや親しい人を失うなど強い精神的苦痛
・病気
・炎症

・ネガティブな思考回路
・トリプトファンなどの不足
・腸内環境の悪さ
・運動不足
・日光不足

　ここで興味深いのが、セロトニンのバランスを崩す要因の半分以上がストレスの要因でもあることだ。身体の痛みはストレスだし、精神的な苦痛もストレス、病気もストレスになるし、炎症は身体に対するストレス、ネガティブな思考回路もやはりストレスだ。長年コーチングをしてきたが、近しい人が亡くなってすぐに強い影響が出た人というのはほとんどいない。激しい気分の落ち込みに襲われるのはたいてい２、３カ月後だ。数カ月〜何年という単位で慢性的な強いストレスにさらされるとうつになることもある。しかし不思議なことにセロトニンのレベルとうつには関連性が見られない——セロトニンに働きかける抗うつ薬に多くの患者が救われていることを考えるとまったく謎なのだが。ストレス自体は実は素晴らしいものだが、慢性的になると私たちの心身の状態をこの上なくネガティブにする。まるで人間自身が自分の精神を害する闇の力を秘めているかのようだ。次の章ではそのストレスとコルチゾールを詳しく見ていこう。

セロトニンのまとめ

長年セルフリーダーシップの研究をしてきて、満足と心の調和が〈天使のカクテル〉の一番大事なベースだということに気づいた。恍惚感、愛情、モチベーション、ごほうび、興奮、ワクワクといった他のポジティブな精神状態は一時的なもので、湧いたり消えたりするが、心の調和は長く続く。一時的な精神状態ももちろん満喫すべきだが、一時的な感情だけに偏ると人生が上がったり下がったりのジェットコースターになってしまう。だからセロトニンを〈天使のカクテル〉のベースに、夜になって遊園地が閉園しても、しっかり地に足をつけて立っていられるようにしよう。まとめると、常に追いかけたりコンテキストスイッチをしたりせず、慢性的なストレスを避け、運動と瞑想をする。日光に当たり、健康的な食生活をし、自尊心を育て、満足することを練習して、〈天使のカクテル〉のベースがセロトニンになるようにすることが重要だ。

コルチゾール——集中力を保ち、緊張やパニックから脱出するには

まずはストレスの良い面を見ていこう

それにストレスの主成分（コルチゾール、アドレナリン、ノルアドレナリン）も。突然目の前に恐ろしいサーベルタイガーが現れたら、あるいは原付がクラクションを鳴らしながら向かってきたら、私たちの身体の中で何が起きるのか。

コルチゾールは一番重要なホルモンだとも言える。ストレスがかかると副腎がコルチゾールを血流に放出、すると大量のグルコース（ブドウ糖）が出る。グルコースは状況に対処するためのエネルギーを供給するし、コルチゾールは免疫系に燃料を与えたり、体内の炎症に対して免疫系のバランスを取ったりする。いわば命に関わる役割を果たしており、短期的には抗炎症作用もある。

アドレナリンは心拍数を上昇させ、筋肉への血流を増やし（そのため身体が震える）、

さらには気道を弛緩させ、筋肉にさらに酸素を供給できるようにする。敵を強く殴ったり、速く走って逃げたりできるようにだ。

ノルアドレナリンは〝認知的に背中を押す〟と言えばいいのか、集中力や注意力を高めてくれる。

これら3種類の物質が一緒になって身体を救おうとするが、その際、選択肢は3つある。逃げるか、戦うか、凍りつくかだ。サーベルタイガーに気づかれたら、じっと息をひそめていた状態から慌てて普段を遥かに上回るスピードで逃げ出すだろう。このメカニズムが私たちを何十万年も生き延びさせてきた。

2万5000年前にリンゴを探していた時、オーケは腹を空かせ、食べ物を見つけようと必死だった。このように空腹を満たす行動に出られるのはドーパミンのおかげだけではない。実はコルチゾールとドーパミンの組み合わせなのだ。コルチゾールにはあなたの心に「このままではいたくない」という不安を湧かせ、行動に出させ、今いる場所から別の場所へと移動させるという目的がある。オーケが目を覚まして空腹を感じた時も、まずはコルチゾールが不安を湧かせ、「起き上がって動かなければ」と思わせた。

その後にドーパミンが加勢に入ってオーケに野生のリンゴを想像させ、どんなに美味しいだろうかと考えさせる。ドーパミンには磁石のようなパワーがあり、目標へと引きつけ、コルチゾールよりもずっと心地良い感情を与えてくれる。この2種類のコンビネーションにより、オーケは寝心地の良い藁のベッドから起き上がり、歩きづらい場所を通ってリンゴの木にたどり着き、探していた食べ物を見つけたのだ。簡単に言うと、人生には苦痛と満喫という2種類のモチベーションがある。コルチゾールは苦痛からモチベーションを生み（〇〇をしなければ）、ドーパミンは満喫へと導くモチベーションになる（〇〇をしたい！）。どちらもあなたをA地点からB地点へと向かわせるが、気分は全然違う。「散歩に行かなければ」と「散歩に行きたい」、「仕事に行かなければ」と「仕事に行きたい」ではまったく別の気分だ。ツールとして使うなら、「しなければ」を「したい！」に定義し直すことでたいていのことが楽になる。

ストレスの面白いところは、「持っているもの」と「欲しているもの」の間に差があると生じる、という点だ。体重に不満を持っていたらそれがストレスにつながり、ストレスがその人をジムに行かせるだろう。ただそれだけではそこまで頑張れない。同じ願望や不満をモチベーションとして感情的な目標にすれば、「持っているもの」と「欲しているもの」の差をドーパミンが埋めてくれる。

このようにドーパミンとコルチゾールは天才的な連携をしているが、世の常として悪い面がないわけではない。人類が極めて短期間で無駄なストレス源を大量に開発するとは予測できなかったのだ。例えば次のようなものだ。

・世界が真っ暗に見えるようなニュース
・血糖値を急激に上げる精製糖
・人の考えをコントロールするSNS
・他人と比べてしまうSNSがもたらす奇妙な社会構造
・締め切りだらけのビジネスカルチャー
・瞬間を満喫するよりも結果を重んじるカルチャー
・都市の騒音
・都市や道路ぞいに住んでいる場合、空気汚染による間接的なストレス

・分刻みの日常
・子供からドーパミンを盗むデジタル機器
・我々大人からもドーパミンを盗むデジタル機器
・過保護に子供を育てる「カーリングペアレント」
・スマホの通知
・常に電話やメールでつながっていなければならないプレッシャー
・孤独や社会的孤立
・自然に身体を動かす機会の減少
・歳を取るのが不安になる年金制度
・注目を引きたいカルチャーのせいで頻発するネガティブな話題

このリストを読んだだけでストレスを感じたら申し訳ないが、2万5000年前には存在しなかった要因ばかりだ。祖先には病気や怪我、不作や争いというストレスはあったが、現代社会がつくり上げたリストの長さに比べると何でもない。最近は「こんなにいい暮らしができるようになったのに、なぜ精神状態が悪いのか」という問題提起もよく見かけるが、常にコルチゾールを注入され、ドーパミンに惹きつけられていることが当然その理由の1つだろう。

ある程度のストレスは心地良い――それどころか最高だ。心臓が激しく脈打ち、やる気が出て、生きている実感が湧く。ドキドキや興奮を感じられることほど人生で素晴らしいことはない。ストレスホルモンのノルアドレナリンが与えてくれる集中力で自分が無敵に思えるし、ジムで激しいトレーニングをする時にはアドレナリンが出て「自分は生きている」「自分は強い」と実感させてくれる。パラシュートが趣味の人はストレスを積極的に求める。アドレナリン放出こそが人生の醍醐味なのだろう。だからこそパラシュートのサイズはどんどん小さくなり、より危険なジャンプに挑むようになる。適度なストレスは生きるためのエネルギー、不老不死の薬なのだ。

私自身は冷水浴が好きだが、あれほど強く激しいストレスを与えられるアクティビティはなかなかない。断食も身体や脳にストレスをかける。そう、ストレスのない人生なんて私は欲しくない。一方で、恒常的なストレス――長く続く強いストレスあるいは常にうずくようなストレス――のある人生も絶対に嫌だ。しかし多くの人が不健康なストレスに長期的にさらされているのに認めようとしないか気づいてもいない。それが精神と肉体に破壊的な影響を及ぼすのに。具体的には次のような症状として表れる。

・慢性的な痛み
・胃腸の不調
・心血管疾患
・記憶力の低下
・生きる喜びの低下
・肥満
・睡眠障害
・無気力
・風邪を引きやすくなる
・免疫力低下

この章の冒頭でコルチゾールは免疫系を強化すると書いたのを覚えているだろうか。

しかしそれはあくまで一時的で、ストレスが長く続くと逆効果になる。ここは特にじっくり読んで、コルチゾールがセロトニンに与える影響という重要な事実を学んでほしい。

怪我をしたり傷ができたりすると炎症が起こり、局部的に赤く腫れる――そこまでは誰でも知っているだろう。白血球が動員されると同時に新たにつくられ、活性化した免疫系によって炎症誘発性サイトカイン（シグナル伝達物質の1つで、体内の細胞同士の情報のやりとりを担う）が生成される。このサイトカインは免疫系の他の細胞に影響を与えて、主材料になるトリプトファン（そう、セロトニン生成の主材料にもなる）を取り込み、キヌレニンに変わる。キヌレニンはそこからキヌレン酸や神経毒性のある（脳に有毒である）キノリン酸に変換されるので、長期的には気分が落ち込む可能性がある。しかしここで重要なのが、炎症は怪我をした時だけに起きるのではないということだ。精神的なストレスが長期間続くことでも、正確なメカニズムは不明ながら、体内に軽度の慢性炎症が発生する。つまりセロトニンが減少した状態になるのだ。

ここまで読めば、ストレスが生む炎症がセロトニンや心の健康に二重に悪影響を及ぼすことがわかるだろう。炎症はセロトニン生成の要であるトリプトファンを奪うだけでなく、奪ったトリプトファンを神経毒を生むプロセスに使ってしまう。ではなぜ身体はトリプトファンをセロトニンにせず、炎症に使おうとするのか。答えは簡単だ。生き延びることの方が、気分を前向きに安定させることよりも重要だからだ。これで私が「慢性的なストレスを抱えて生きたくない」と言った意味がわかってもらえただろうか。セロトニンのバランスを崩したくないのだ。

では慢性的なストレス、あるいは長期的なストレスとは具体的にどういうものだろうか。定義としては「ストレスが原因で常に神経がたかぶり、休息してもあまり役に立たず心が落ち着かない状態」だ。期間の長さは研究によって大きく異なるが、基本的には1カ月から4カ月くらいだ。つまり4カ月間常時恐ろしいサーベルタイガーに追われているように感じていたら、確実に慢性的なストレスを抱えているということで、何らかの対策を講じなければならない。

何年もストレスを抱えていても何ともない、そのまま生きていけると言う人もいる。しかしその時は自覚がなくても、将来的に健康が損なわれる可能性は高い。

4年前、私は慢性的なストレスを抱えていた。1月はまだ何の問題もなく、世界を股にかけて25件も講演を行い、多数の取材を受け、講演の収録も行った。1週間のうちに

2大陸6カ国で講演をしたこともあったがたいしたストレスではなかった。それが仕事だし、自分のやっていることに自信があったからだ。しかしその数カ月後に新型コロナの感染が急速に拡大し、1週間後には年内の講演予定がすべてキャンセルになった。10人のスタッフを抱えた状態で、差し当たり収入の当ては一切なくなった。それでもまあ大丈夫だろうと思っていた。変化に対応するのは得意だと自負していたし、1週間後には組織を再編成してSNSの構築に集中し、ヘッドゲイン・ドットコムというオンラインコースの準備を開始し、デジタルスタジオも造り始めた。もちろん初めての経験だったし、当時まだビデオ会議やオンライン講演は世間でも浸透しておらず、頼るにも専門家がいなかった。自分たちで情報を読み漁り、考え、学び、試し、研究を重ねた。6カ月と100万~200万クローネ［約1300万~2600万円］の投資になったが、それでもやる価値はあると感じた。あの時多くの会社がやったようにブレーキを踏むのではなく、私はいつものようにアクセルを踏み、全力疾走したのだ。パンデミックが収束する頃には、始まる前よりも強くなって立ち上がるつもりだった。

そして実際にうまくいった。このままさらにペースを上げて夏の間に新しいプロダクトを出してサービスを開始すれば会社を救える――そう思った矢先、予測もしなかった大惨事に見舞われた。しかも3日間で2件も。

1つ目の大惨事が起きたのは6月初めだった。息子が「ママが倒れた！」と叫びながら私のオフィスに駆け込んできたのだ。慌てて駆けつけると家の前にマリアが倒れていて、ほとんど話せない状態だった。聞き取れないような声で「脳卒中だと思う」とつぶやいている。パニック、涙、救急車、動揺……パンデミック中で病院に同行することも叶わず、病状については何もわからなかった。その後、スマホに非通知着信があった。おそらく病院からの電話だが取り損ねたのだ。これは悪い兆しだ――私は凍りつき、スマホの画面を凝視した。永遠のような時間が過ぎてから、また電話がかかってきて、医師が人類の歴史で一番遅い喋り方で妻の病状を説明し始めた。おそらく新型コロナが引き金になって起きた脳卒中で、回復はするだろう。ただし長いリハビリが必要になる。

その2日後、偶然にも次の大惨事に気づいてしまった。良き友であり経理を担当してくれていたクルト（仮名だ）が誰にもわからないように会社を蝕《むしば》んでいたのだ。「パンデミック期間中に国からもらえる給与補助の申請が却下された」とクルトが言うので役所に電話してみると、そんな申請は出されていないという。何かおかしいと思ってさらに調べると、会社の財政がやばいとしか言いようのない状態になっていた。細かいことは省くが、帳簿上は経営がうまくいっていた会社が、2日のうちに仮受消費税を預かる権利をはく奪されるというあるまじき事態に陥り、銀行口座もほぼ空になっていた。あの時のストレスは言葉を尽くしても言い表わせない。

ギアをさらに3段階くらい上げないと、今まで築いてきたものをすべて失ってしまう。口座にお金はなく、資本準備金まで消えていた。会社は危険な状態で、収入の当てもなく、妻は脳卒中を起こし、私自身はデジタルに移行するために収録や執筆などすでにこれ以上不可能なほどペースを上げていた。

妻が倒れた翌日に有名なオンラインビジネス講座が1日がかりで私の講座を収録するためにやってきた。断りたくても断れるわけがない。前に進むしかなかった。セルフリーダーシップの知識はもちろん、ストレスの仕組みも理解していたつもりなのに、あまりにも大きな試練が重なり、私はバランスを崩した。瞑想とトレーニングは続けていたし、唯一の救いはしっかり眠れていたことだが、慢性的なストレスが耐えきれないレベルになっていた。妻が倒れて2カ月後の8月に手根管《しゅこんかん》症候群になり、肩から指まで神経の痛みに苦しんだ。目が充血しているのは免疫機能が自分の身体を攻撃しているからだ。それらすべてが会社と家族の生活を独りで何とかしないとならない時に起きたのだ。あまりにも自分に無理をさせ、どう考えても寿命を縮めてしまった。

妻は1年8カ月後にほぼ回復したが、それは彼女自身のあり得ないほど強いセルフリーダーシップによるものだった。この分野において妻は私のロールモデルと言っていい。同じころ、私の健康も回復しつつあった。あの夏、スタッフと4人の友人が駆けつけてくれて会社を立て直し、11月には消費税を預かる権利も取り戻した。ヘッドゲイン・ドットコムのオンラインコースが開講され、500本の動画と書籍3冊分に相当するテキストが詰まった私のデジタルコースのすべてがアップされた。2月には世界中でユーザーが1000人に達した。SNSのアカウントも大きく成長し、ユーチューブの登録者数は5000人から20万人、インスタグラムは5000人から14万5000人にフォロワーが増えた。TikTokに至っては0人から200万人になり、スウェーデンで7番目に大きなアカウントに成長した。世界レベルのデジタルスタジオも完成し、2月にはアメリカのグーグル本社で大きなストーリーテリングの講座を行い、大きな反響を呼んだ。講演者なら誰もが夢見るアメリカでだ。

こうして２０２０年と２０２１年は私にとって最悪で最高の年になった。言葉では言い尽くせない大変さだったが、学びも多かった。確信しているのは、セルフリーダーシップを身に着けていなければとっくに潰れていただろうということだ。

気に入っているセルフリーダーシップのたとえがある。庭師が美しい花の咲き誇る庭をつくったとしよう。バラはセロトニン、チューリップはドーパミンを象徴し、テストステロン、エストロゲン、プロゲステロンといった男性ホルモンや女性ホルモンの花も育っている。オキシトシンは立派なヒマワリだ。庭師はこの美しい庭が心から誇らしい。バラの茂みに立っていると、腕に雨粒が落ちた。庭師は微笑み、やっと少し雨が降ると喜ぶ。家に入り、窓際で温かい紅茶のカップを手に、庭に降り注ぐ雨音を聴いている。

人間にも時々少しストレスが必要なのと同じで、庭が元気でいるためには雨が必要だ。しかし何週間も雨がやまないと辟易してしまう。一カ月経つ頃には庭は見る影もなくなっている。花は枯れ、灰色でドロドロの景色だけが広がっている。これがストレスの影響だ。恒常的なストレスは直接的、間接的に６つの脳内物質に悪影響を及ぼす。何年も続けば庭が台無しになるのは当然だ。

少しでも元気になるためにどんな解決法を取るだろうか。買い物、旅行、素敵なレストラン、映画館、家具やリノベーション――しかし1つやってもすぐにまたストレスやネガティブな思考が湧いてきて、いつもの調子に戻ってしまう。庭師は慌てて庭に出て、新しいバラやチューリップやハイビスカスを植えるだろうが、その時だけは活気が戻っても、雨が降りやまなければまたすべて枯れてしまう。

長期的な解決につながる唯一の方法は雨の量を減らすこと、つまり人生からネガティブな慢性的ストレスを減らすことだ。その選択をすることで驚くほどの変化が起きる。太陽が再び顔を出し、庭が乾く。太陽が輝いていて、あとは時々少し雨が降れば庭は勝手に回復する。庭師は窓際で花に再び命が宿るのを見つめるだけで、何もしなくても色彩が溢れ、緑が豊かになる。人生も同じことだ。

精神状態に問題を抱えた人と会うことが少なくないが、ベースになる喜びのレベルが低い人もいるし、うつが始まったかもしれないと言う人もいる。そんな時私が最初にアドバイスするのはネガティブなストレスを書き出し、ストレスが完全になくなるか手に負えるレベルになるまで計画的に減らしていくことだ。その結果、都市部から田舎に引っ越すという大決心をした人もいるし、長い間揉めてきたことの解決に手をつけた人もいる。

そもそもネガティブなストレスというのは状況をどう解釈するのかにもよる。体内の炎症、都市の騒音や毒素は別として、解釈によってもネガティブなストレスはつくられるからだ。ありがたいことにそれに気づきさえすれば長期的にはネガティブなストレスのほとんどから解放される可能性がある。簡単かと訊かれればそうとは言い切れないが、やる価値は絶対にある。

トロント大学のマレーナ・コラサントやケンブリッジ大学のエマニュエレ・フェリス・オシモによれば、炎症はうつの症状につながり、医学的にうつの人は炎症を抱えている。私も自分や受講者を分析していて気づいたが、風邪を引くとうつっぽい感情が表に出てくる。それも風邪が体内の炎症だと考えると不思議ではない。なお炎症というのは身体にとって非常に重要な機能で、死んだ細胞や見知らぬ微生物を取り除き、傷ついた組織を治し、細菌や病原体を撃退する。〈悪魔のカクテル〉になるのは慢性的なストレスによる望まない炎症なのだ。

望まない炎症を避けるには運動、健康的な食生活、ネガティブなストレスを減らすこと。そうすれば身体は常に脅威にさらされているとは感じなくなる。

ストレスのポジティブな効果そしてネガティブな影響について学んだところで、ここからは必要に応じてどのようにストレスを誘発したり減らしたりできるのか、その方法を見ていこう。

ツール❶ストレスマップをつくる

本書の冒頭でも書いたように、私がうつから脱した時に最も重要なツールだったのがストレスマップだ（セルフリーダーシップの導師《グル》である妻にも大いに感化されたが）。２０１６年のあの夏、私はベッドに横になり、なすすべもなく泣いていた。何をする気も起こらず、食べることにすら意味を見出せず、何もかもが無意味でどうしようもない闇に包まれていた。ある日自宅の敷地内のサマーカフェに、私が大好きな歌手カイサスティーナ・オーケシュトレームが来て歌うことになった。私は部屋を出て、誰にも見られないようにステージからずっと離れたところで彼女の歌を聴いた。それでも何も感じなかった。しかし8月の初めに妻が私のベッドの端に座り、こう言ったのだ。「デヴィッド、全部私が引き受けるから。全部よ。３人の子供たち、食事、掃除、カフェ、会社、マナーハウス、スタッフ、全部。あなたはもう何もしなくていいから」妻が部屋を出ていっても私は何も感じなかったが、1週間もしないうちに泣くことがなくなり、4週間後には安堵を感じ、長いこと湧かなかったモチベーションが湧いた。あの時妻がしてくれたのは〝庭の雨を降りやませる〟ことで、それには理解を超えるような効果があった。おかげで私は間もなく仕事に戻ることができた――まあ本当はあと1、2年休んだ方が良かったのかもしれないが。冒頭で書いたように、私はヨーテボリでの講演で間違った会社名を連呼してしまい、主治医にも「きみは自分の命を奪いかけている」と指摘された。だから今度こそ人生にずっとつきまとってきた鬱々とした精神状態を打破したい、そんな強いモチベーションが湧き、ストレスマップを作成した。難しいことではないので、今ストレスを感じていてもいなくてもぜひやってみてほしい。

ステップ① 紙にストレス要因をすべて書き出す。
ステップ② 要因を次の3つのカテゴリーに分類する。

1 **消せるストレス** 日々のストレスの中ですぐに人生から消せるもの

2　**解決できるストレス**　日々のストレスの中で自分のセルフリーダーシップにより、ストレスにならない程度に収めて共存できるもの

3　**どうしていいかわからないストレス**　どのように対処していいか今はまったくわからないもの

消せるストレスの例と対処法

・何年も精神状態を悪くしてきた友人や人間関係→断つ
・喫煙や飲酒→やめる
・スマホの通知→消す
・ほとんど使わないのに家計を圧迫しているような物→売る
・現在の仕事→転職あるいは部署を変える
・気分が暗くなるアプリ→削除する
・休憩なしのミーティング→そんなミーティングは入れないようにし、ほっと息をつく時間をつくる
・きつい締め切り→設定しないようにする

・自分が責任を持たなくていいことに責任を感じる↓感じないことにする
・（委員や趣味の活動など）色々なことに手を出す↓手を出さないようにする

解決できるストレスの例と対処法

・パートナーとの意見の食い違い↓相手を受け入れる練習をする
・人との対立↓成長できるチャンスだと思うようにする
・高すぎる目標↓小さい目標に分割する
・玄関に散らばる子供の靴↓広い視野で見るとそんなに重要なことではないのかも？
・自己批判↓批判的なことが頭に浮かんだら、代わりに自分のポジティブな点を3つ思い浮かべる
・その瞬間を満喫するのが苦手↓クイック・ドーパミンを減らす
・自分に自信がない↓秩序立てて小さな勝利をこまめに祝う
・睡眠↓「〈天使のカクテル〉のベース素材」の「睡眠」3（p.194）の9つのアドバイスを活用

・行き詰まったように感じる→本章の「ツール❽〈偽りの真実〉を拭い去る」（p.154）を参照
・ネガティブな視点になってしまう→「〈天使のカクテル〉のベース素材」の「ツール❼「「心の問い」を変える」（p.213）を活用

どうしていいかわからないストレス

ここに分類するストレスは人によって違うので例を挙げづらいが、自分には解決策が見えないもの、解決する勇気がないもの、解決のためのツールが見つからないものだ。嘘だと思うかもしれないが問題の99％には解決策がある。具体的に解決するか、見方を変えることで問題ではなくなるからだ。私がここに分類したストレスは「争いを避けたい」だったが、勇気を出して相手に立ち向かい、言うべきことを言ってしまうことにした。あとは「ありのままの自分でいる勇気がない」。これは「「心の問い」を変える」を活用して「どうすれば目立たずにすむ？」を「どうすれば他の人のインスピレーションになれる？」に変えた（p.214参照）。おかげで私の人生も大きく変わった。

ツール❷瞑想する

講演のスケジュールがタイトな時はヘリコプターからタクシーに乗り継いで開始５分前に会場に着いたこともある。その５分で何をするかというと、講演内容をリハーサルするのではなく瞑想をする。瞑想には数々の素晴らしい効果があるが、この場合はコルチゾールのレベルが下がり、頭がはっきりし、自分の感情とつながれるようになる。５分後に目を開き、ピンマイクを装着し、ステージに上がった時には心が落ち着き、何もかもコントロールできていて、自分の感情とも一致している。「〈天使のカクテル〉のベース素材」の「瞑想」（p.199）で簡単な瞑想法を紹介しているので参考にしてもらいたい。

ツール❸オキシトシンを出す

ストレスを感じるとオキシトシンが放出されるのは、ストレスによる反応を抑えるためだろう。これはその効果を増大させる方法だ。誰かにハグしたり、マッサージをしてもらったり、感謝の瞑想をしたりするといい。私が気に入っている方法は、すでに書いたようにスマホで共感や愛情が湧くような写真や動画を観ること。私の場合は子供たちの写真を見る。オキシトシンのレベルは慢性的なストレスにより悪影響を受けてしまうが、2014年に『精神医学研究』誌に載った研究によれば、うつの女性はうつではない女性に比べてオキシトシンのレベルが低いという。すでに学んだ通り、慢性的なストレスはうつにつながることがある。

ツール❹トレーニングをする

運動はストレス耐性を強めてくれる。私自身、身体を鍛えていなければこんなペースで人生を生きられなかったし、1週間運動しないとストレスに弱くなったことを感じるほどだ。ただし極端に激しいトレーニングは必要以上にストレスを引き起こす可能性がある。すでに重いストレスがある場合はゆったりしたトレーニングから始めた方がいい。

ツール❺動いてみる

長年プレゼンやコミュニケーションのコーチングをしてきたが、そういった場面で緊張する人に共通するのが、ステージの隅で凍りついたままレーザーポインターを使う、あるいは何かから逃げているようにステージ上をせわしなく行き来するという点だ。どちらの場合も、事前にステージ上での動きを大まかに計画しておくことでストレスと緊張から解放される。何を言う時にどこに立ち、どう動くか、どのようにポインターで指し示すかを計画し、小道具があればあえて少し離れたところに置いておき、そこまで歩いていけるようにするといい。リラックスして歩くことで緊張も解けていく。同じことが人生にも言えるのかもしれない。動こう——そうすればストレスレベルが下がる。

ツール❻呼吸法を試す

一時的なストレスを軽減できる一番のツールは「呼吸」だ。普段より長い呼吸は脳に「何も危険はない。状況は落ち着いている」というシグナルを伝える。その人の肺活量にもよるが1分間に6〜8回を目安にすれば心がすぐに落ち着く。タイマーを1分に設定して呼吸を数えてみるといい。長く吸って長く吐くことを意識し、息は止めずに呼吸の速度を調整する。1分やっただけでかなり心が落ち着くのを感じるだろう。逆の効果を体験したければ、本章の「ストレスレベルを上げる」（p.164）で別の呼吸法を紹介している。

もう1つ、効果的な呼吸法を紹介したい。「生理的ため息」あるいは「周期的ため息」と呼ばれる呼吸法で、鼻から2回素早く息を吸い、肺をしっかり広げてから、ゆっくりと肺を圧迫するように口から吐き出す。それから「はぁ～」と声に出してため息をつく。これを5、6回繰り返す。ただゆっくり息を吸ったり吐いたりするのと何が違うかというと、肺が広がるので二酸化炭素を効率良く排出できる。ポイントは迷走神経が咽頭の近くを通っていることだ。迷走神経は心の落ち着きなどに重要な役割を果たしており、これを活性化させることで副交感神経が身体のあらゆる器官に「基本的に何もかも落ち着いているから大丈夫」というシグナルを送ってくれる。声帯から出る音で迷走神経を良い意味で刺激することができて、このため息はまさにそういう音なのだ。「お～う～む～」という声を出す瞑想法もある。

この呼吸法で取り戻せるのが、意志の強さを司る前頭前皮質に指図する能力だ。自分ではどうにもならないストレスや強い不安に苦しんでいる時に精神力で自分を取り戻すのは難しい。まずはこの呼吸法から始めて、それから精神力で思考回路を変化させ、行動を変えていくのが現実的だろう。ストレスに襲われたらまずは2分間ゆっくり呼吸し（生理的テクニック）、それから第三者になって自分と会話（精神的テクニック）をしてみるのも1つの方法だ。

ツール❼見方を変える

嘘だと思うかもしれないが、「緊張」と「ワクワク」の生理的反応はさして変わらない。ストレスをポジティブな体験にすり替えられることは多数の研究で証明されている。例えば『実験心理学研究』誌に掲載された研究では、被験者にジャーニーの「ドント・ストップ・ビリーヴィン」を歌ってもらう際、あるグループには歌う前に「私は不安だ」と言ってもらい、別のグループには「ワクワクする」と言ってもらったところ結果が大きく分かれた。「ワクワクする」と言った人たちの方がうまく歌え、リラックスして楽しめたのだ。[*8] 同様の効果が大事なテストを受ける人、プレゼンをする人にも見られた。緊張するよりもワクワクすると考えた人の方がずっと結果が良かった。

ツール❽〈偽りの真実〉を拭い去る

初めて路上で車を運転した時は心底難しいと思った。アクセルにクラッチ、ブレーキにギア、ウインカー、ミラー――しかし半年もすれば当たり前のように運転できるようになる。運転免許を持っていない人でも、最初は全身全霊を傾けなければできなかったのに、しばらくすると考えなくてもできるようになっている、そんな経験が何かしらあると思う。こんな風に筋肉が学習し、プロセスを自動化してくれるのはありがたい。同じことが感情にも言えるが、必ずしも良い方向に自動化されるとは限らない。生まれた時は感情のことなど何もわからないし、親が完璧に教えてくれるとも限らないから、結局は経験から学ぶことになる。

私は35歳まで間違った解釈をしていた。「自分は不細工」で「女子は怖い」と思い込んでいたのだ。なぜそんなことになったのかを思い返してみると、すべての始まりは小学5年生の時に学校で行われたディスコパーティーだった。天井からちっぽけなミラーボールが下がっていて、ステレオからはロクセットの「愛のぬくもり」が流れている。女子は部屋の隅でくすくす笑い、男子は別の隅に集まっていた。この夜、私は最愛のマリアをダンスに誘うつもりだった。何度も躊躇した挙げ句に、意を決してポップコーンを喉に流し込み、生まれたてのヘラジカの赤ちゃんのような足取りでダンスフロアを進んだ。私の咳払いでマリアが振り向き、その瞬間時が止まった。「ぼくと踊ってくれる?」しかし答えは「イヤ」だった。世界が崩壊し、人生が終了し、何もかも無意味に思えた――６週間後にカロリーンに夢中になるまでは。しかし次のディスコパーティーでも同じことが繰り返された。女子５人と「イヤ」という返事５回の後、人生でこれ以上自分を精神的苦痛にさらさないように、私の脳は〈偽りの真実〉を２つでっち上げた。女子というのは自分を傷つける存在だから近寄ってはいけない。そして自分は醜い。その２つがずっと――35歳でやっと、脳は感情を自動化し苦痛を遠ざけるために〈偽りの真実〉をでっち上げるということを知るまで――〈真実〉として私の中にあった。しかし新しい自分を築く作業の中で、自分にブロックをかけてきた〈真実〉をすべて書き出した。ようやく向き合ったのだ。ここで、〈偽りの真実〉を拭い去るために効果的だったテクニックを３つ紹介したい。

1　情報源を見直す

これは「自分は醜い」という思い込みに対して使ったものだ。Ａ４用紙を２枚用意し、１枚にその〈真実〉をつくった出来事や経験を書き出した。私の場合はそういう記憶や情報が４、５個あった。もう１枚には、逆に女子や男子が私の見た目、いや外面だけでなく内面のことも好意的に思ってくれたり、興味を持ってくれたりした時のことをすべて書き出した。今まで目をつぶってきたことが長いリストになり、2枚を突き合わせてみると、本当の〈真実〉がどちらなのかは明白だった。おかげで昔の間違った自己認識から脱却することができた。

2 新しい比較対象

私は長いこと、「自分は良いリーダーではない」という〈真実〉の中で生きてきた。問題は私が悪いリーダーだからではなく、「どんな人が良いリーダーなのか」という点で〈偽りの真実〉を信じていたからだ。私にとって良いリーダーとは愛に溢れたリーダーで、そうでなければ良いリーダーではないと思い込んでいた。しかし見方を広げてみれば、強い原動力と明確なビジョンを持った人も良いリーダーだと気づいた。その気づきだけで、自分が思い込んでいた〈偽りの真実〉＝「自分は良いリーダーではない」を打ち砕くことができた。自分は不適切な比較をしていただけなのだが、それに気づいた時にはすでに44歳だった。〈偽りの真実〉は私たちの目をくらませ、自動化されてしまうと支配されていることにすら気づかない。同じことが「自分は女らしくない」と思う女性や「自分は男らしくない」と信じている男性にも言えるだろう。そういった思い込みは例外なく、何が女性らしさか、男性らしさなのかという思い込みに根差している。まずはその根拠を疑問視し、別の比較対象を探すことで、自分を〈真実〉から遠ざけている〈偽りの真実〉から脱却することができる。

3 決意する

間違った思い込みのバカバカしさを直視しようと決めただけでも思い込みは消えることがある。そう、それほど簡単な話なのだ。私の場合もそうだった。「自分は方向音痴だ」と思い込んでいたが、それは面白いエピソードがたくさん生まれるせいだった。〈偽りの真実〉のおかげで社交の場で愉快な人になれたのだ。実際には方向音痴なわけではなく、私の脳は常に色々なことを考えて分析するのに忙しくて、標識や看板をろくに見ようとしないのが原因だった。ちゃんと見ようと決めた途端に問題は解決した。

ツール❾〈真実〉を衝突させる

異なる〈真実〉が衝突し、ストレスになることもある。「認知的不協和」と呼ばれる状態だ。自分自身が矛盾する〈真実〉を抱えている場合もあれば、パートナーや世間の〈真実〉と衝突する場合もあるだろう。

初めてそれを経験したのは数年前だ。私にとって1つ目の〈真実〉は18歳で掲げた人生の目標だった。今考えるとずいぶん浅はかな目標だが、25歳でポルシェ、30歳で億万長者、その後は地中海沿岸に住んで42歳で引退するというものだった。

しかし歳を重ねるにつれ、特に35歳を過ぎてから、私の中で新しい〈真実〉が育っていった。それは「世界中の子供たちに無料でコミュニケーション講座を提供したい」というものだ。そして42歳で2つの〈真実〉が衝突を起こした。一方は「引退しろ」と言い、もう一方は「世界中の子供たちに無料でコミュニケーション講座を提供しろ」と言う。両立するのは不可能で、信じてもらえないかもしれないがかなりのストレスで、相当なエネルギーの浪費につながった。実のところ、あれほどのフラストレーションは今までに体験したことがなかった。それが最高潮に達した時、自宅のジムで生まれて初めて怒りの発作を起こしたほどだ。自分に対する怒りだった。私は大声を出し、物を投げつけ、髪をかきむしり、ヨガマットに倒れ込み、18歳の頃から一番大切にしてきた目標をあきらめなければならないことを悟った。新しい〈真実〉が勝ったのだ。世界中の子供たちに無料でコミュニケーション講座を提供するということが、新しく発見した自分にとっての大切な目標になっていた。そこで訪れた安堵は筆舌に尽くしがたく、1カ月間毎日〈天使のカクテル〉を3杯飲んでいるような気分だった。

自分にとって「子供部屋はきれいに片付いているべきだ」というのが〈真実〉であっても、パートナーがそう思っていなかったら、ここでも2つの〈真実〉が衝突することになる。どちらが正しいという問題ではないが家庭内で必ず衝突が起きる。そんな時、最低限のストレスで長期的に関係を続けるには3つの方法がある。①2人のうちどちらかが〈真実〉を変える。②パートナーとの違いを受け入れる。③違いを受け入れ、パートナーには自分にはないポジティブな面があることに意識を向ける。それでうまくバランスが取れているのだと。

自分にとっての〈真実〉が「地球環境への配慮が何よりも大事」だとしたら、そう思っていない人や同じような気概を持たない人と衝突してしまうだろう。また、環境に配慮しているといっても飛行機に乗ることもあるだろうし、地球の資源を消費して生きる限り認知的不協和を感じることになる。自分にとっての〈真実〉の強さは、死守したい度合によってはとてつもない原動力になる一方、とてつもないストレスを生んでしまうものだ。

ツール⑩コルチゾールではなくドーパミンを増やす

ツール❼と似ているが、少し別の見方をしてみよう。スウェーデンにあるルンド大学のマティーナ・スヴェンソンの研究によれば、ランニングホイールで好きな時に走ることのできるラットと、そのラットが走ると必ず走らされるラットを比べると、後者のストレスレベルはぐんと高かった。違いはどこからくるのだろうか。

ドーパミンは何かを楽しくポジティブに感じさせてくれるので、ストレスレベルが下がる。つまり結論から言うと、自分にとっての純粋なモチベーションを見つけるに限るということだ。そうでなければ原動力がコルチゾールやストレスになってしまう。

興味深いことだが、その人が変化するにつれ物質や効果は変わっていく。働き始めた頃はモチベーションも高くドーパミンに溢れているが、数年経つとストレスが勝っている。目標が高すぎる、上司が変わった、新しい同僚や新しい仕事内容にモチベーションが湧かないといった理由だろう。モチベーションやドーパミンではなくストレスやコルチゾールばかり感じるようになると、仕事は「やらなければいけない」ものになってしまう。長期間コルチゾール過多だとビール腹が出来上がることもある。コルチゾールが放出し続ける糖質を筋肉で消費しなかった結果だ。

ツール⓫思考パターンを断ち切る

誰かに批判された点を自分で自分に繰り返し聞かせてしまうことがある。聞かせれば聞かせるほど脳は生き延びるために覚えておかなければならない大事なことだと信じ込み、それが〈真実〉になってしまう。しかもその新しい〈真実〉を自分で繰り返し反復していることに気づきもしなくなる。大昔に誰かに「鼻が大きいね」と言われたことを頭の中で何度も反復すると、脳がそれを重要だと認識し、さらに繰り返すようになる。結果は単純で、同じことを何度も聴かされれば意識せずとも脳がその〈真実〉を反復するようになる。

そのパターンを断ち切るためのテクニックがある。思考回路を最後までたどらせないようにするのだ。いつものように「自分の鼻は格好が悪い。大きくて丸いし」と出かかったら、「鼻は……」で止め、最後まで言わないようにする。そうすると脳が「その考えはもうあまり大事ではない」というシグナルを受け取り、これまでのように自動的には繰り返さなくなる。批判されたのがつい最近なら、数分や数時間で断ち切れるだろう。何年も染みついたものであれば2、3週間はひたすらパターンを断ち切る努力をしなければならない。私がよく使うのは言葉遊び、呼吸法、音楽を聴く、好きな映画を観る、友人に電話する、瞑想する、ただ呼吸に集中する、顔に冷たい水をかける、わざと唐突な動作や行動をしてみる、歌を歌う、自分の周りにある物の詳細に注目する（具体的には周囲にある物や色を数える）などだ。

ただし不安のスパイラルを止めるためにはこのテクニックを使えない。その場合は不安を受け入れ、リラックスや呼吸法でストレス反応を落ち着かせた方がいい。止めようとすると問題から「逃げる」ことになり、逆効果だ。

思考パターンを断ち切るテクニックにどれほどの効果があるかを調べた研究もある。被験者に自動車事故の血まみれのシーンを写真や動画で観てもらい、観た直後に衝突以外のことを考えて思考パターンを断ち切るよう指示をした。指示を受けた人たちは、指示を受けずに映像や感情を何度も思い返した人たちほどは写真や動画の詳細を覚えていなかった。[9]

つまりネガティブな批判を受けた場合、そこから学べることは学び、思考パターンは断ち切る方がいい。見たくないものを見た場合も同様だ。

ストレスレベルを上げる

ストレスも少量なら素晴らしい――というわけで逆にストレスレベルを上げるテクニックも学んでおきたい。なぜそんなことをするのかというと、私がずっとベッドで泣いていたあの夏、血液検査をするとコルチゾールのレベルが低すぎ、まったくエネルギーが湧かなかったからだ。そんな時はコルチゾールのレベルを上げることも大事で、私の場合はストレスマップと日々の瞑想でそれを目指した。6カ月後にはコルチゾールは正常値に戻り、基本的なエネルギーも戻ってきた。

今でも講演の前になんとなくテンションが上がらない時は、恐怖をシミュレーションして意図的にストレスレベルを上げている。何かに追われているように怯えながら、30秒間素早い呼吸をするというテクニックだ。簡単なのでやってみてほしい。コルチゾールが放出され、身体がぴりぴりし、アドレナリンや集中力のおかげでエネルギーレベルが上がるのを感じられるだろう。ただし普段からパニック発作のある人は、素早い呼吸のせいで発作が起きることもあるので注意が必要だ。頭がくらくらする、不快な感じがする、という場合にも中止した方がいい。

1　座る。
2　何かに追われていると想像する。
3　頭や目を素早く動かす。
4　身体を硬直させる。
5　怯えたように部屋を見回したり、背後に何かいないか探したりする。
6　素早く激しい呼吸をする。

おまけ——このすぐあとに先述の1分間に6〜8回の深い呼吸をすると、驚くようなギャップを体験できる。

コルチゾールのまとめ

ストレスは素晴らしいものだ。少量の一時的なストレスならむしろ健全なくらいだから、毎日満喫しよう。新しいことにチャレンジする、ドキドキするようなことをする、慣れ親しんだ日常の外に出る、抱えている問題に立ち向かうなどすると、その過程から学びも得られる。一方で重いストレスに長期間さらされることは避けたいので、その場合はストレスマップを活用し、思考パターンを断ち切り、瞑想し、激し過ぎない運動をし、自分の思い込みを見直す。オキシトシンのツールをできる限り導入してストレスを減らすといい。

エンドルフィン――高揚感を得て笑顔で過ごすには

人生における高揚感、エンドルフィンへようこそ！

エンドルフィンは名前からして説得力がある。エンドは内部、モルフィンはモルフェウスというギリシャ神話に出てくる「夢の神」の名で、体内でつくられるモルヒネという意味だ。医薬品のモルヒネと異なるのは自分でつくれること。痛みを和らげるだけでなく、〈天使のカクテル〉に「人生にハイになる」気分をトッピングしてくれる。

ツール❶痛みを選択する

どうすれば欲しい時にエンドルフィンを出せるのか。方法はいくつかあるが、楽なものとそうでないものがある。まずは実例を挙げてエンドルフィンのイメージをつかんでおこう。部屋と部屋の間に敷居があるのを忘れて足の指を激しくぶつけた経験は誰にでもあるだろう。あの痛みときたら言葉に尽くせない。しかし約10秒後に訪れるエンドルフィン放出を満喫しようとする人はあまりいない。あえてそれを体験するために、足をぶつけたら床にあおむけになり、天井を見上げたまま落ち着いた呼吸で10まで数えてみよう。すると恍惚とした感覚に満たされる。これはエンドルフィンが放出されるせいだ。その気分は60秒ほど続き、慎重に経過を観察していると、高揚感が安堵に移行し、痛みもほとんど消えていくのがわかる（もちろん骨が折れていなければだが）。

以前妻のマリアが「身体がとても痛い」と言ったことがあった。何か特別なことでもしたのかと尋ねると、「わからない。でもおとといジムに行ったからかもしれない」と言う。私はゆっくりと振り返った。「それは筋肉痛では？　マリア、トレーニングをしたら筋肉痛になるのは普通のことだ。ちゃんと頑張った証拠だよ」その時妻はためらいぎみにうなずいただけだったが、1カ月後にはキッチンに駆け込んできて、「ねえ、筋肉痛がする！　すごくいい気分！」と言ったのだ。

私自身は冷水浴や寒中水泳が大好きだ。冷たい水に入ったときの痛みは想像を絶するが、私の場合は30秒数えた頃にエンドルフィンが放出され、最高の気分になる。

スパイクがびっしり並んだシャクティマットに初めて寝転んだ時のことも忘れられな

い。身体がすくむほどの恐怖、その後訪れる恍惚感——それがエンドルフィンのおかげなのかは確かめようがないが、エンドルフィンによく似た感覚だ。痛みをポジティブに捉えられなければシャクティマットに横になることはないし、あの感覚を体験することもなかっただろう。

あるいは血液検査だ。血液検査は何歳になっても痛い。しかしそれを恐怖というネガティブな見地から見るのか、ポジティブに捉えるのかで驚くような違いがある。後者の例では「医療が発達したおかげで、病院に行けば血液検査をしてもらえてありがたい」と捉えることもできる。

最後に、私が一時はまっていたクレイジーな方法を紹介しよう。あえて寒さに身をさらし、褐色脂肪をつけようというものだ。褐色脂肪というのは身体の中の暖炉のような存在で、寒い時には身体を温めてくれ、素晴らしい健康効果もある。私は「北欧の1月Tシャツチャレンジ」という誰でも参加可能なプロジェクトを立ち上げ、1月中例外なく上半身Tシャツ1枚で過ごすことにした。本当にめちゃくちゃ寒くて、2週間ずっと昼も夜もぶるぶる震えていたが、辛いながらも実に興味深い体験になった。面白い発見が2つある。まず、毎回散歩の後にとんでもなく元気になることに驚かされた。厚く着込んだ友人たちは寒さで疲れきっていたのに。そして2週間半くらいで寒さを感じなくなり、逆に着込むと不快なほどだった。現実に褐色脂肪がついたのかもしれない。褐色脂肪は過体重や糖尿病のリスクを下げ、インスリン抵抗性を改善し、癌の成長を抑え、心血管系にも様々な良い影響がある。寒さに耐えることでそうした健康効果を得ることができたように思う。それに四六時中寒い思いをしなくてすむようになる。他の参加者はというと半数が満足な表情でゴールにたどり着いた。

一時的な寒さや空腹、運動など、健康につながる痛みもつい避けてしまうものだが、仲間を誘うなどして痛みに立ち向かうことで身体を変化させ、精神状態も良くすることができる。

ツール❷笑顔をつくる

笑顔はエンドルフィンだけでなくセロトニンやドーパミンも放出する。微笑むだけで気分が良くなるのだ。では、意図的に笑顔をつくった場合でも良くなるのだろうか。1万1000人を対象にした138件の論文をまとめたメタ研究によれば、微笑んだだけで実際にハッピーな気分になる。微笑むよう指示された場合でも自発的に微笑んだ場合でもだ。こうした研究結果を読みながら、私は自分が純粋な笑顔をつくれないことに気づいた。純粋な笑顔というのは19世紀フランスの神経科学者ギヨーム・デュシェンヌが定義し、その名を冠した「デュシェンヌ・スマイル」のことで、目の周りの眼輪筋《がんりんきん》と頬の口角近くの大頬骨筋《だいきょうこつきん》が収縮しなければならない。

デュシェンヌ・スマイルのメリットは大きい。信用度が上がり、離婚する確率が下がり、結婚する確率が高くなり、幸せで長寿になることも期待できるのだから。私もそのスマイルができるようになりたくて、話を聞いてすぐにグーグル・フォトを開いた。家族の写真が6万枚、自分の写真だけで5000枚保存されているが、何枚めくっても、自分が純粋な笑顔を浮かべている写真は見当たらなかった。大人になってからずっとうつっぽかったことを考えると不思議はないのかもしれない。一方で子供の頃の写真は純粋に笑っていたから、笑い方を忘れてしまっただけなのだろう。

何かを学びたいと思った時はいつもそうだが、私は本気を出した。笑顔の練習を重ね、はたから見ると村一番のサイコパスでしかなかった。しかしうまくいかなかった。見本が必要だ。一度は自分で笑顔を体験しなければならない。だから私はこれまでで自分が一番幸せだった瞬間を思い起こし、その時こそデュシェンヌ・スマイルが出るはずだと考えた。何週間も出張して家に帰ると、どんな天気でも娘が裸足で走り出てきて車に駆け寄り、私の胸に顔をうずめるあの瞬間。「パパに会いたかった！」その時にデュシェンヌ・スマイルが出なければ私は人間として終わっている――。次に出張から帰ったら、娘に抱きつかれながら笑顔が浮かぶかどうかを確認してみよう。そして数週間後にその機会が訪れた。家の前に車をつけると玄関のドアが開き、レオナが裸足で駆けてくる。私に腕と足をからませ、いつものように顔をうずめた。私の読みは当たった――その瞬間、自分の顔が慣れない感じに動いたのだ。家に入るとバスルームに直行し、鏡で確かめた。笑顔とは何と素晴らしいものか！　私はまた練習を始めた。今度は筋肉に記憶と見本がある。自分に笑顔がつくれることも証明されている。結果、数カ月後には自然に微笑むことができるようになった。自分の意志でいつでもデュシェンヌ・スマイルがつくれるようになったのだ。プレゼンやミーティング、講演の最中に緊張した時にはデュシェンヌ・スマイルをすると心が落ち着く。こうしたことからも痛みを和らげるエンドルフィンと笑顔の関係性が自分の中ではっきりした。だから人間は不安な時に微笑んだり、怖い時に笑ったりするのかもしれないとも思う。

ツール❸笑い声を上げる

笑顔の次の段階は声を上げて笑うことだ。より大きな——足の指を敷居にぶつけた後のような——高揚感を与えてくれる。腹筋が痛くなるくらい大笑いしてもいい。笑いが収まった頃にはちょっとハイになったような気分が味わえる。実は腹筋もエンドルフィンの放出に関わっている。お腹から笑うことを推奨する「笑いヨガ」というものがあるが、あれも的を射ているのかもしれない。なお、脳の中にオピオイド受容体［麻薬性鎮痛剤などのアルカロイド系物質が作用する細胞膜表面にあるタンパク質］が多い人ほど面白いことに対して笑うそうだ。

エンドルフィンにはα《アルファ》、β《ベータ》、γ《ガンマ》の3種類があるが、社会的な人間関係の研究に頻繁に出てくるのがβエンドルフィンだ。恋人に触れられる、グループ活動で皆と一緒に同じことをする、連帯感を感じるといった場面で登場し、その状況へのごほうびだという説もある。βエンドルフィンの効果は非常に興味深く、他人の感情を読み取る能力を向上させ、相手の立場になってものを考えられるようになる。人が一番笑顔になるのが社交中だというのももっともだ。イギリスの神経科学者ソフィー・スコット教授によると、1人でいる時よりも人と会っている時の方が30倍多く笑うそうだ。愉快だから笑うだけでなく、社会的なサインでもある。気分が良くなり、社会的に人と人の潤滑油にもなってくれる。世間にはかつての私のように滅多に笑わない人間も多くいるが、練習すればできるようになることがおわかりいただけただろうか。

ツール❹辛い料理

痛みでエンドルフィンが出るならば、辛さで口の中が痛くても出るのだろう。スパイシーな料理は病みつきになると言うが、エンドルフィンに依存性はないとはいえ、関連がありそうだ。

ツール❺運動

運動もエンドルフィンを出してくれるが、それ以外の効果も多くあるので、「〈天使のカクテル〉のベース素材」で「運動」に関する項目を設けている（p.１９７）。

ツール❻音楽

音楽にも痛みを緩和する軽度の効果があるという。[*10] これはエンドルフィンがその人の痛みの限界値を上げてくれるからだろう。精神的な苦痛を和らげるために音楽を聴いた経験はないだろうか。思い返してみると私にはある。

ツール❼チョコレート

チョコ好きに朗報だ。2017年の研究によると、チョコレートをむさぼるとエンドルフィンの恍惚感に酔いしれることができる。[*11] ドーパミンも150%アップするのでダブルの効果になる。私自身はチョコレートを食べても足の指をぶつけた後ほどの恍惚感は得られないが、それよりもドーパミンを強く感じる。ドーパミンが溢れ出し、「何かを追いたい欲求」が生まれる。ダークチョコレートの方が効果が強い。

ツール❽ダンス

コロナ禍700日の内400日、各国に出向く代わりにスタジオのある自宅でカメラの前に立ち、オンライン講演を行ってきた。デジタルだと最初のうちはやる気を出すのがなかなか難しかったが、そのうちに良い方法を見つけた。講演の前にディスコライトとスモークマシンをオンにし、最大音量でアヴィーチーの曲を流す。そうやって3分間踊りまくるのだ。興奮し、気分が上がり、爽快感が天井を突き抜ける。踊るとエンドルフィンが放出されるからだ。なお、他の人と踊るとさらに痛みの限界値が上がり、親密さを感じるようになる。それもエンドルフィンが関わっていると考えていいだろう。ダンスによって出るのはエンドルフィンだけではないので、最高に気分を上げてくれるカクテルを探しているなら他の人と一緒に踊るといい。

ツール❾冷水浴

間違った冷水浴をしている人が多いように思うが、約1000回の冷水浴を試した私のレシピで効果を最大限にできると思う。より気持ち良く、心身に良い影響があるような冷水浴の方法だ。最高の高揚感も体験できる。なお、冷水浴は自己責任なので必ず他の人と一緒に浅い場所でやること。不安発作のある人は発作が起きることがあるためプロの手を借りるようにした方がいい。

最高の冷水浴のレシピ

冷たい水に一気に身体を沈め、しっかり肩までつかるのがコツだ。痛みによる恐怖ですぐに交感神経が活発になり、全身が緊張し、過呼吸状態に近くなる。慣れない人はこのあたりで水から上がってしまう。場所がスパだったら、温かいジャグジー風呂に入っている人たちから「勇気あるな。だけどダメだったんだな」という目で見られてしまうだろう。しかしまだその時点で水から上がってはいけない。

ここからはできるだけゆっくり鼻から息を吸って吐く。その呼吸ができるようになったら、意識して筋肉をリラックスさせる。そうすることで急なストレス（交感神経）を制御できるからだ。ここまでで15秒ほど経っているが、さらに15秒待ってから顔も水につける。そうすると人間に残っている「潜水反射」が起きて心拍が下がり、呼吸がますますゆっくりになる。このあたりで30秒経過しているので、そろそろエンドルフィンに似た痛み緩和の効果を感じられ、ゆっくりと確実に高揚感が訪れる。ここでまた筋肉をリラックスさせる。45秒経つ頃には自分にばかり意識を集中するのをやめ、肉体に訪れている感覚と効果を満喫しつつ、何もかも忘れて周囲の美しさを堪能しよう。屋外なら鳥のさえずりに耳を澄ませ、シャワーブースの中ならタイルの美しい色やパターンを見つめる。それを15～30秒続ければ、本物の勝者として水から上がれる。

上がったら一度は立ち止まり、体内で起きている反応を余すことなく感じてみよう。周囲の美しさも満喫してほしい。エンドルフィン、ノルアドレナリン、ドーパミン、証明されてはいないが確かに感じられるセロトニンがミックスされたカクテル、その究極の満足と誇りの感覚を楽しめる。60秒でパニックが高揚感へ――これほどの激しい変化は冷水浴以外ではなかなか味わえない。しかもこの効果は数時間続く。私のセルフリーダーシップのコースでは季節を問わず冷水浴を採り入れているため、多くの人にコーチングをしてきた。過去に不安発作を起こしたことがある人も私のコーチングを受けながらであれば発作に対応できる。自分の呼吸をコントロールし、痛みから逃げずに立ち向かう。それにどれほど強力な効果があるのかを体験し、理解できるようになるのだ。

エンドルフィンのまとめ

昔ながらの赤いチェリーやライムのスライスのように、エンドルフィンは〈天使のカクテル〉に欠かせないトッピングだ。笑顔をつくったり声を上げて笑ったりするのは最高の気分だ。昔はできなかったなんて自分でも信じられない。あまり笑えていないと思う人は、どうか自分のために練習してほしい。自分をもっと笑わせることで〈天使のカクテル〉の効果を最大限にし、1日に何百回も少量のエンドルフィンを得ることができる。ダンスを1曲踊ってもいいし、ジョギングや爽快な冷水浴で高揚感をブーストするのもいい。

テストステロン——自信をゲット、勝利を手にするには

テストステロンの素晴らしき世界へようこそ!

6つめにして最後の脳内物質、テストステロンも〈天使のカクテル〉にぴったりだ。攻撃的なイメージを持たれがちだが実はそうとも限らない。

その理由はまさにテストステロン自体にある。行動生物学者のロバート・M・サポルスキー教授がテストステロンの主な効果を「強化」だとしているように、社会的地位を上げるために「すでにあなたが持っている武器を強化してくれる」存在だ。社会的地位の物差しになるのはセロトニンのレベルだが、テストステロンはその社会的地位を上げてくれるということになる。ただし「暴力」を武器にしてしまうとテストステロンで攻撃性が上がる。しかし寛容さが武器ならば寛容さが強化される。ユーモアが武器ならもっと面白い存在になれるし、斬新な思いつきやアイデアを武器とする人もいるだろう。

サポルスキー教授も著書の中で、「僧侶のテストステロンを上げたら、さらに多くの利他的な親切を行うだろう」と書いている。テストステロンはこのように、すでに行っている行動を強める頼もしい脳内物質だ。

テストステロンは男性ホルモンだが女性にもある。女性ホルモンのエストロゲンも同じで男性にもあるが、基本的には男性の方がテストステロンが多く、女性の方がエストロゲンが多い。しかしテストステロンの増加で感じられる精神的な影響は女性でも男性でも同じだ。これまで多数のコーチングをしてきたが、むしろ女性の方がテストステロンが増えて喜ぶことが多い。普段、一気にテストステロンを増やす機会がないからかもしれない――私がコーチングした女性たちはそう話していた。

テストステロンが社会的地位を上げることに関わると知った時、私は考えてみた。「地位を上げるために、自分はどういう行動を取っているだろうか」洒落た物や高価な品を所有するのが一般的かもしれないが、私自身は有名人と知り合いだとひけらかすネームドロッピングもしない。しかし思い当たることが5つあった。①自分の基本になっている能力、つまりステージや会議室でのコミュニケーションに長けている点を活用している。②知識をシェアする。③人を助ける。④クリエイティブであり、色々なことを思いつく。⑤人とは違っている。この5点は順不同で、どれを使うかは時と場合による。ここまで読んだら本を脇へやり、リラックスして考えてみてほしい。自分の社会的地位が脅かされた時、あるいは今の地位を上げたい時にどんな社会行動を取っているだろうか。手がかりになるのは、新入りとしてグループに入る時にどういう態度を取るか、SNSにどんな投稿をしているか、職場や学校で注目を集め、ステータスを得るためにどんなことをしているかだ。

私自身はポジティブな行動ばかりを挙げたが、攻撃性も社会的地位を上げる手段だということはすでに書いた。私がこれまで目にしてきたネガティブな行動には、相手を貶める、押さえ込む、悪口を言う、大げさなことを言う、被害者ぶる、いつも自分が正しいという態度を取る、などがある。もっとさりげないものだと声のボリュームを上げる、偉そうな話し方をする、偉そうな動作をするというのもある。

社会的な影響力を強めるために自分の存在を目立たせたい——興味深いことに基本的に誰もがやっていることだ。ということは、他の人はどうしているのかを観察することもできる。ポジティブな方法なのかネガティブな方法なのか、観察を続けることで相手が社会的に劣勢だと感じている時にも気づき、サポートすることもできる。ヒエラルキー内で上に上がるためにはテストステロンの各ツールが役立つが、ヒエラルキーはセロトニンも関係するので、セロトニンの他の効果である機嫌や満足感の向上にもつながってくる。

テストステロンはリスクを負う際にも一役買っている。テストステロンが増えるとリスクを冒したい気持ちが高まるのだ。しかしそこには複数の要因があるという議論が続いていて、比較的新しいところではコルチゾールとテストステロンの組み合わせがリスクテイキングにつながるという説がある。ある文献研究によれば、わずかとはいえ相関関係が見られるという。[*12]

もう1つテストステロンのエキサイティングな効果は、私たちの自信を強めてくれるところにある。テストステロンは競争心に関わっていて、ギブアップしにくくなる。[*13]アメリカの行動経済学者コリン・キャメラーはテストステロンが衝動の制御を抑えることを示し、自信が上がった結果だとしている。自信に溢れている人は現代社会でも高く評価されるが、進化の過程でも重要な役割があったのだろう。人間は不確実性を嫌い、たいていの場合は不安定より安定を好む。リーダー、営業マン、パートナー候補、公証人、プレゼンテーターなども自信が溢れている方が魅力的に映るものだ。

セルフリーダーシップのコースでは私の誘導で各物質を感じる体験をしてもらっているが、テストステロンには1時間を費やす。受講者の感想コメントを読むと、他の脳内物質にはない独特の体験であるようだ。よくある感想は「負ける気がしない」「自分の強さを感じる」「堂々としていられる」「力強い感覚」「恐れを知らない気分」などで、先述の通り女性の方が効果を強く感じている。

必要な時に意図的にテストステロンを上げる、つまり注文して自信を深められるなんて、ちょっとしたスーパーパワーだ。では、どうすればいいのか見ていこう。

ツール❶ゲームで勝つ

試合で勝ったり、何かに打ち勝ったりするとテストステロンのレベルは上がる。とは言っても何を勝ちとするかは主観的なもので、ニューヨークシティマラソンで優勝しても前回より速く走れなかったら不満だろう。逆に、同じマラソン大会で17位だったとしても、途中で棄権しそうになったのに結局自己ベストを5分縮められたとしたらテストステロンが上がるかもしれない。

私の自宅〈ザ・JP・マナーハウス〉にはオンライン講演のためのスタジオもあるが、講演の前にいまいち気分が乗らず、自信もなく、「今日はうまくいかないかも」という気がする時は、開始時間の15分前にチームの仲間をナーフに誘う。ナーフとはハズブロ社が出しているプラスチック製のおもちゃの銃で、ダーツと呼ばれる弾はスポンジでできているので当たっても痛くはない。このナーフで互いを狙って撃つのだが、全員が本気を出すからかなり楽しい。必死で戦ううちにテストステロンが湧いてきて、いつの間にかカメラの前で最高の講演をする心の準備が整っている。

同じような感覚を引き出すには、ほぼ自分が勝つとわかっているゲームをする、自分の方がうまいとわかっている分野で対戦を申し込むという方法もある。

それでもダメなほどテンションが低ければ、私の場合は過去の勝利や成功を思い出すだけでも気持ちを強く持てるようになる。

過去の研究でもサッカーの試合に出た選手のテストステロンが増えることは示されていたが、ユタ大学の研究者P・C・バーンハートがサッカーファンのテストステロンも増えるのかどうかを調査した結果、勝ったチームのファンには20％のテストステロンの増加が、負けた方のファンには20％の減少が見られた。つまり勝つのと負けるのとでは40％の差が出るのだ。

興味深いことに、選手の方は勝っても負けてもテストステロンが増えている。カリフォルニア大学バークレー校の研究では、サッカーをするとすぐにテストステロンが30％増え、翌日も15％増をキープしていた。この研究の共著者ベンジャミン・トランブルは「実験は男子選手が対象だったが、女子選手でも同じような結果になると考えられる」としている。

ツール❷音楽を聴く

長崎大学の土居裕和《どいひろかず》博士によると、テストステロンのレベルが高い男性はジャズやクラシックといった複雑な音楽ではなくロックを好むという。運転中にある種の音楽をかけるとスピードが上がった経験は誰にでもあるはずだ。ジムで「肉体的に強くなった」「タフになった」と感じさせてくれる音楽もある。別の研究では、音楽によって女性でも男性でもテストステロンが増えることがわかっている。ジムでかかっていた音楽がその感覚を思い出させてくれるからダブルの効果が期待できる。

ツール❸身体の使い方を変える

私はプレゼン技術のエキスパートとして、何年もかけて何千人という人々のプレゼンを分析し、１１０種類の身体と声によるテクニックを割り出した。誰でもコミュニケーションの際に使う可能性のあるテクニックで、今では誰かが間違ったテクニックを使うとすぐに気づくようになった。その点さえ直せば自信が生まれることも知っている。

特に記憶に残った受講者がいる。見た目は超イケメンに分類される男性で、服装もファッション雑誌から抜け出たよう、髪はポセイドンのようにふさふさだった。10点満点中の10点——そんな男性が大股で部屋に入ってきて、私の目を見つめ、微笑みを浮かべて力強く握手をした。少し雑談してからプレゼンを始めるよう言うと、彼はパソコンをケーブルにつなぎ、部屋の隅に立った。するとその瞬間に、それまでのイメージが完全に崩れ去った。自信のなさを示す普遍的な振る舞いというのが7つあって、身体を揺らす、腰をひねる、目を伏せる、両足が平行でない、腕を身体の前で固定したままにする、「えー」「はい」といった間投詞が多い、声が小さい、というものだ。彼は見事に7つとも当てはまっていて、私はショックを受けた。

先ほどまでとの変わりようも、自分の目が信じられなかった。これほど完全にイメージが崩れる人にはそれまでお目に掛かったことがない。私は自分の分析を正直に説明し、彼の話からも今まで職場のプレゼンで何度もひどい失敗をしていて、そのせいで「自分はプレゼンが苦手だ」という〈偽りの真実〉をつくり上げていることがわかった。そこで一緒にダメな点を1つ1つ直していき、その後もう一度プレゼンをやってもらった。そして1回目と2回目のプレゼンの録画を見せると、彼は泣き出した。これほど大きく変われるとは夢にも思っていなかったし、ただ単に立ち居振る舞いが変わっただけでなく、目に見えて自信がついたからだ。短時間で変われたことにも感動していた。問題は解決したが、その後も身体の使い方を練習し、自分の脳に「何もかも大丈夫。自分はこの場を支配できている」というシグナルを送れるようになった。おかげで立て続けに仕事で勝利を手にし、プレゼンという場面でも主役の座を手に入れた。この男性は極端な例ではあるが、他にも身体や声の使い方一つで即座に自信が高まる様子を何度も目にしてきた。テストステロンのレベルを前後で測ったわけではないから、そのせいかどうかはわからない。しかしこの変化を経ることで受講者のテストステロンが上がった可能性は高いように思う。

自信を高めるには顔を上げ、両足は平行にそろえ、手はじっとさせたままではなく動かし、身体を揺らしたり腰をひねったりせず、間投詞も減らして、大きな声を出せばいい。1つアドバイスするとしたら、自信が必要な時はその10分前から自分が世界を支配しているような気分で振舞うこと。すでに説明した音楽やゲームで勝つことも採り入れればさらに効果を得られる。

ツール❹自信をつける

先ほどのスーパーモデル氏が「自信のない状態」から「自信のある自分」へと変貌するのを見て、自信とはつけられるものだということがはっきりした。とはいえ自信は特定の活動に紐づけられる。バスケットボールで勝つたびに自信がついたとしても、ジャグリングや政治討論でも自信がつくわけではない。ただ、バスケットボールとサッカーに自信があったら、バレーボールを初めてやる時にも自信があるはずだ。これは重要な洞察で、自信というのは「不変」ではなく、人生の様々な分野で練習と成功を重ねることで培える「変化するもの」だと捉えてほしい。

ツール❺外向的になる

脳の縫線核《ほうせんかく》にその人を社交的にさせる小さな部分がある。内向的な人と外向的な人の違いがどこからくるかというと、外向的な人の方が社交において「空腹」の度合いが高い、つまり社交に満腹するまでに時間がかかる。この分野で最も明確な研究によれば、外向的な人の方がテストステロンが多い。[*14]しかし内向的、外向的というのも「不変」ではなく、状況にもよるし、その日の状態にもよる。私自身はずっと内向的だったが、うつから回復してからは次第に外向的になり、今は社交欲求が満たされるまでに前より時間がかかるようになった。バスケットは練習すれば自信がつくが、社交についても同じことが言えそうだ。

ツール❻映画を観る

映画を観ることでテストステロンを増やせる――そう聞いてももう驚きはしないだろう。ただし登場人物に自分を投影でき、その成功を自分のことのように感じられることが条件だ。要は共感できなければならないのだ。ある調査では、男性は『ゴッドファーザー』のドン・コルレオーネにテストステロンが上がり、女性は下がった。しかし『ブリジット・ジョーンズの日記』では女性はレベルが安定したままで、男性は下がった。サッカーの研究では応援しているチームが勝つとテストステロンが増えたが、映画でも登場人物に強く共感できるかどうかが鍵になるようだ。

ツール❼攻撃性を高める

サポルスキー教授によれば、攻撃性もテストステロンのレベルを上げる。それを使ったテクニックとしては、重要な会議の前にトイレに行き、攻撃的なことを考えて、状況が許せば脅すような身体の動きをし、激しい音楽もかける。私も声が漏れない場所にいる場合は強気な大声を出したりして、一時的に攻撃性を最大限に引き上げ、テストステロンを出している。

しかし攻撃性は自分で制御できない場合、社会的に大きな問題になる。社会的地位が下がったせいで攻撃性が高まった自覚があるなら、あえて攻撃性を引き出そうとはしない方がいいだろう。それよりも瞑想などをして、攻撃性が出る兆候を捕らえる練習をするべきだ。それでも攻撃的になったら、そのまま流されるのではなく、深い呼吸をして攻撃性を逃がしてみるといい。

テストステロンのまとめ

テストステロンは〈天使のカクテル〉に入れる「短期的効果のある材料」だ。就職面接、社交、交渉、プレゼンなどの前に自分のレベルを意図的に上げることができる。ただし判断力や衝動のコントロールを鈍らせる可能性があることは覚えておいた方がいい。テストステロンがほとばしった状態で重要な決定をしないように。

大胆な気分になる音楽を聴いたり、自信満々な振る舞いをしたり、過去の成功を思い返したりすることである程度の時間、自信を高めることができる。それを利用して、勝利を摑むためにリスクを冒してみる。逆境や敗北も次に勝つための材料だと考える練習をし、自信をつけた分野でいくつも小さな成功を自分に与えよう。

〈天使のカクテル〉のベース素材

最高の自分になるにはセルフリーダーシップ

すなわち自分の思考や決断を自分でコントロールする能力が必要だ。近道も色々あるが、ゴールにたどり着きたければ避けて通れないのが睡眠、食生活、運動、瞑想の4つ。健康にも大きく寄与している要素で、それぞれ1冊の本が書けるほど重要だ。〈天使のカクテル〉のベース素材というのは結局、しっかり眠る、健康的な食事をする、頻繁に運動する、毎日瞑想をすることに尽きる。私が今できる最高のアドバイスを書いておく。

睡眠

1　成人の大半は毎日7~8時間の睡眠が必要だが、6時間で平気な人もいる。短い睡眠時間で平気だと思っていても、医学的にそれで問題がない人は極めて稀だ。

2　睡眠サイクルの中でも特にノンレム睡眠が重要で、成人の場合、ノンレム睡眠が13〜23%であれば翌朝起きたときに「よく眠れた」と感じる。ノンレム睡眠は記憶の処理にも関わっている。スマートウォッチや睡眠トラッカーなどを使えば比較的信頼性の高い計測結果を得ることができるが、パートナーや子供とではなく独りで寝た方がより正確に計測できる。

3　入眠をスムーズにし、睡眠の質を上げるには次のようなテクニックがある。

・寝る前の数時間はブルーライトを避ける。
・部屋はやや涼しいくらいが適当。
・二酸化炭素濃度が高くなり過ぎないよう、一晩中換気を良くする。起床時の二酸化炭素濃度は１０００ｐｐｍ以下が望ましく、可能なら６００〜７００ｐｐｍに止《とど》めたい。二酸化炭素濃度計は電気製品店で購入できる。
・人と一緒に寝ているせいで目が覚めるなら、独りで寝た方がいい。
・疲れた時に寝るようにする（ベッドに入って30分以上眠れないならば充分に疲れていない）。日中に精神的にも肉体的にもしっかり疲れるような活動をしておく。
・概日リズム（サーカディアン・リズム）は体内時計として機能している。朝はコルチゾールを増やして活動を開始させ、夜はメラトニンを分泌して眠くする。このリズムはボタンを押してリセットするわけではなく、目から入る太陽の光でリセットされる。そのため日の短い季節には朝、太陽光を浴びることがとりわけ大切だ。散歩をして、太陽に顔を向け（ただし直接太陽を見ないように）、自分の概日リズムと体内時計を最大限に活用する。

・不安なまま眠りにつかない。不安は寝る前に手離すようにする。心を落ち着けるためには瞑想が効果的。

・アルコール摂取でよく眠れるように感じられるが、実は睡眠の質を下げている。

・最後に一番大事なのが、毎晩だいたい同じ時間にベッドに入ること。そうすると眠りと目覚めのサイクルができやすい。

食生活

1　ビタミンやミネラルを摂取し、腸内細菌をサポートするためにもバリエーションに富んだ食事を心がける。私は長寿と健康につながる地中海食をメインにしている。野菜、果物、魚、鶏胸肉などの白身肉、豆類、全粒穀物、それにオリーブオイルなどのヘルシーな油、ナッツや種子で構成される。一方で赤身肉や加工肉、動物性脂肪、砂糖の入ったものは制限している。

2 エネルギーの低下、そしてドーパミン・クラッシュを避けるためにも、クイック・カロリーの摂取は最小限に抑える。クラッシュするともっと欲しくなり、ますます疲労を感じてしまう。代わりにスロー・カロリーを摂取するようにする。

3 全粒粉やナッツ、豆などに含まれる不溶性食物繊維も忘れずに摂ること。満腹感を高め、結腸癌や直腸癌などのリスクも減らしてくれる。

4 精白糖の入った食品は避ける。精白糖のデメリットを書き出したらこの本には収まらない。

5 合法な向知性薬、つまりカフェインやL-テアニン、モダフィニルなど、精神的な能力を高める物質（スマートドラッグ）に頼ることは勧めない。良質な睡眠、運動、食事、社交、ストレス軽減などによって同じ効果を得られるし、何よりも永続的な効果を自分で生み出せる。自分の中に化学工場があって、思い通りの〈天使のカクテル〉をつくることができるのだから。それを理解すれば生涯にわたって効果を維持することができる。一方で、極論かもしれないが、コーヒー、タバコ、無煙タバコやサプリメントの効果を得るためにはそれらを摂取するしかない。効果を体験するために摂取するのはいいかもしれないが、その後はセルフリーダーシップによって自分で同じ効果を得た方がいい。

6　ハム、ベーコン、レバーパテなどの加工食品は、癌のリスク増加と関連があるので私は避けている。

7　体内の炎症を減らすには魚油が非常に有効だということが研究で示されている。[*15] 特に強力な効果があるのはオメガ3脂肪酸の一種であるDHAを高レベルで（できれば1グラム以上）含む魚油だ。うつ病治療への効果も研究が進んでいて、患者の精神状態に好影響があったことが示されている。ただしうつ病の治療を受けている場合は、魚油などの自己治療を始める前に必ず医師に相談すること。

運動

コルチゾールの章でも炎症のプロセスについて書いたが、炎症が起きると放出されるサイトカインが免疫細胞に影響を与え、主材料となるトリプトファン（そう、セロトニンもトリプトファンを元にしている）を奪ってしまう。それだけでなくIDO（インドールアミン－2、3－ジオキシゲナーゼ）という酵素によって、神経毒になり得るキヌレニンに変質してしまう。つまり炎症が長期的に続くとセロトニンの主材料は減るし、脳の毒になる物質はつくられるしで、穏やかな炎症であっても私たちの精神状態に二重に悪影響を及ぼす。ところが運動が体内のキヌレニン消費を増やし、脳を毒から守ってくれる。[*16] 嘘のような話だが本当なのだ。

私の場合は18歳で筋トレを始めて以来、2回だけ中断したことがあった。その2回というのはどちらも極端に激しいトレーニングをした後だった。1度目に過剰に激しいトレーニングをしたのは映画『マイティ・ソー』でソーを演じたクリス・ヘムズワースが上半身裸で実にかっこよかったからなのだが、実際にモチベーションを爆上げしたのは隣から聞こえた音だった。ソーが銀幕に現れたとたん、妻のマリアが私の隣でゴクリと喉を鳴らしたのだ。それで自分も北欧神話の神様みたいな体型になりたいと思い、なぜか6カ月でそうなると決めた。あとはいつものように100％全力投球――フルタイムのパーソナルトレーナーを雇い、何度もボディビルのチャンピオンに輝いた人に特別プログラムを組んでもらい、栄養士を雇い、ハードなトレーニングを続けた。すると6カ月で体重が9キロ増え、そのうちの4キロが筋肉だった。Tシャツが破れ、ミーティング中にワイシャツのボタンがはじけ、ワードローブをすべて買い直す羽目になった。目的を達成できて満足だったが、終盤はドーパミンが尽き、コルチゾールが多過ぎる状態で自分に鞭打ち、最後の2カ月は意志の力だけで続けていたようなものだ。そのせいでその後1年間まったくトレーニングをする気が起きなかった。

これまで様々なプログラムやルーチンを試してきたが、結局長期的にうまくいく唯一の方法は「トレーニングをライフスタイルにすること」だ。今は週に6日トレーニングをしているが、それは運動が生活の一部になったからだ。毎日長い散歩をするかジムでトレーニングをする。ハードにやるのではなく、継続的にやる。私たちの祖先は1日に何十キロも移動し、下手をすると今の私たちが1カ月間に持ち上げるよりも重いものを毎日持ち上げていたに違いないのだから。

瞑想

しつこく何度も戻ってくる暗い思考から解放されてやっと、重要なことに気づいた。恒常的なストレスを取り除くのに必要だったのは、ストレスマップ（p.145）と瞑想だったのだ。私の問題は脳がどうにも静まってくれないことで、常に考えが右往左往し、ごちゃごちゃになり、心が落ち着くということがなかった。それ自体も問題だが、もっと問題なのはそのほとんどがネガティブな考えや批判的で破壊的な考えで占められていたことだ。毎日のように何百杯いや何千杯も〈悪魔のカクテル〉を飲んでいたようなものだ。何か考えるたびにストレスレベルが上がり、それを止められなかった。しかしある日瞑想に出合った。瞑想が刺激と反応の間に隙間をつくるというのはすでに書いたが、それまでは頭に浮かぶネガティブな考えを1つ1つ感じていたのが、たった4週間瞑想を続けただけで考えが「見える」ようになり、刺激と反応の間の隙間も感じられるようになった。そしてその隙間で自分がどう考えたいのかを決められるようにもなった。いつも私がやっている「フォーカス・アテンション瞑想」のやり方を説明するので、ここで一緒に5分でいいから試してほしい。すでに瞑想をやっているという人もいるかもしれないが、素晴らしく気持ちが良いから。

1　あぐらをかいて座るか、椅子に腰かけて背中を壁につける。心地良過ぎたり寝そべったりすると眠ってしまうかもしれないので注意。

2　全身をリラックスさせ、脚、腕、そしてあごや舌もリラックスさせる。
3　視点を定める。その方が考えが湧きにくくなる。瞑想の間は考えが少ない方がいい。
4　深い呼吸を3回。吐く方を長く。
5　目を閉じ、長い呼吸を続ける（1分間に7呼吸を目安に）。
6　息を吐きながら心の中で「吐いて」と言い、吸いながら「吸って」と言う。
7　考えが浮かぶのは自然なこと。その考えに意識を向け、押しのけるイメージで。押しのけるのは右にでも左にでも、下でも上でもかまわない。
8　大事なのは、毎秒ごとに考えが浮かんでも自分を責めたりこれではダメだと思ったりしないこと。私の場合、何年も瞑想をやっているのに、考えが浮かばずにいられる最高記録は30秒くらいだ。最初の頃は毎秒2つくらい考えが浮かんでいた。

コツさえつかめればおとぎの国にいるような気分を味わえるはずだ。〈天使のカクテル〉に機嫌が良くなるセロトニン、エネルギーを湧かせるドーパミンが入るし、脳にストップをかけ、ちょっとハイな気分にしてくれるＧＡＢＡ（γアミノ酪酸）がトッピングされる。それにコルチゾールレベルが下がった心地の良さでリラックスもできる。最初からうまくできるわけではないが日々練習すれば可能になる。私は最初の6カ月間、毎日20分瞑想していた。瞑想で得られる短期的な「今この瞬間を満喫する」感覚だけでも魔法のようだが、長期的な効果はさらに素晴らしい。瞑想は不安やストレスを予防し、苦痛を和らげ、ネガティブな考えを減らし、うつを緩和し、孤独感も減らし、社交のやる気を上げ、自己認識を向上させ、クリエイティビティと集中力と記憶力を改善し、共感力も高めてくれる。いつでもどこでもできるし、完全無料だ。中でも最高なのは長い時間をかける必要がないこと。研究では1日わずか13分の瞑想を8週間続けただけで大きな効果が出ている。だから瞑想を習慣にするといい。そんな時間はないと思った人こそ今最も必要なはずだ。

「フォーカス・アテンション瞑想」「感謝の瞑想」「オープン・モニタリング瞑想」いずれも同じように先ほどの手順をたどるが、違いはその後瞑想中に何をするかだ。

「フォーカス・アテンション瞑想」では呼吸や心臓の鼓動に意識を向け、それから自分を解き放ち、脳に自由に瞑想させる。

「感謝の瞑想」では何もかもに、誰もかもに、そして自分自身にも感謝することに集中する。人生で出会った人から人へと考えを巡らせ、「ありがとう」と言う。経験から経験へと思いを巡らせ、「ありがとう」と言う。身体の各部分に意識を巡らせ、「ありがとう」と言う。感謝の瞑想は他人への共感力が増すという特別な効果があるので、特にその点を鍛えたい人に勧めたい。

「オープン・モニタリング瞑想」は自分の頭にある考えから距離を置き、外から見つめる。考えが浮かんでも批判することなく押しのける。この瞑想で刺激と反応の間にさらに隙間をつくることができ、強い感情的な反応を減らしたい場合に最適だ。セルフコントロールが高まり、非難の気持ちが減るのが主な効果となる。

自然発生的な瞑想

思いがけず瞑想状態に入ることもある。私の場合はダイビング中、シャワーを浴びている最中、散歩中などだ。自分がいつ自然に瞑想しているか、もっと頻繁にできないかを考えてみるといいかもしれない。それに加えて毎日「フォーカス・アテンション瞑想」をすると効果がある。

クリエイティブな瞑想

若い人や子供がいる人なら、ハンドスピナーが大流行したのを覚えているだろう。スピンさせて遊ぶ小さなおもちゃで２分ほど回り続ける。ある時私は３分も回り続けるハンドスピナーを手に入れ、家に持ち帰った。そして娘のレオナにハンドスピナー瞑想をしようと誘った。ハンドスピナーが大好きな娘はすぐにやる気になり、床にあおむけに寝ころんだ。その額で私がハンドスピナーを回した。「目を閉じて、ハンドスピナーが止まるまでそこに集中すること」３分後に娘は目を開き、ちょっと眠そうな声で言った。「すごく気持ちよかった！　もう一回やっていい？」これが彼女にとって初めての瞑想になり、その後友達とも一緒にやっていた。

では何をすればいいか

ここでこれまでに学んだことをまとめておく。毎朝毎晩、いつでも簡単に〈天使のカクテル〉をつくれて、副作用もない。あとは素晴らしい人生が待っているだけだ。

バーテンダーがカウンターに身を乗り出した。「今日は何になさいますか？」

「テストステロンとエンドルフィン入りの〈天使のカクテル〉で」

「へえ、今日は何か特別なことでも？」

「うん、新しい人生が始まるから、テストステロンで自信をつけて、エンドルフィンで高揚感を感じたいな」

「それはいいですね。ご健闘をお祈りします！」


何度もページをめくらなくていいように、次頁に6つの脳内物質とツールをまとめておく。

〈天使のカクテル〉をつくる方法はいくつもあるが、これが私が一番いいと思うアドバイスだ。

ツール❶朝のルーチンを構築する

最高の自分になるための鍵は1日の始まりにある。各物質から1つずつツールを選び、自分だけの朝のルーチンをつくってみよう。できれば毎朝、次のステップを繰り返す。

セロトニン	オキシトシン	ドーパミン
社会的地位を保つ／上げる	共感する	期待する
満足する	ハグする	ドーパミンを重ねない
日光を浴びる	触れ合う	ドーパミンのバランスを取る
食生活を整える	見つめ合う	ドーパミンを分割する
笑顔をつくる	温かさを感じる	外発的なドーパミンに注意
笑い声を上げる	冷たさを感じる	ドーパミンにバリエーションをつける
	寒さに身をさらす	「動機づけ」をする
	寛容になる	勢いを保つ
睡眠	落ち着いた音楽	ビジョンボード
炎症の減少	感謝	社交
冷水浴	ホ・オポノポノ	冷水浴
マインドフルネス	本	本
	映画・写真	映画・写真
セックス	セックス	セックス
運動		運動
瞑想	瞑想	瞑想
思い出	思い出	思い出

テストステロン	エンドルフィン	コルチゾール (を減らす)
勝利する	高揚感を感じる	リラックスする
自信を持つ		ストレスマップ
身体の使い方を 変える		見方を変える
筋肉をつける		思考パターンを 断ち切る
攻撃性を高める	笑顔をつくる	〈偽りの真実〉を 拭い去る
スポーツをする /見る	笑い声を上げる	〈真実〉を 衝突させる
		ドーパミンを 増やす
	チョコレート	心配を減らす
	辛い料理	オキシトシン
	ダンス	炎症の減少
	冷水浴	呼吸
音楽	音楽	
映画・写真	映画・写真	
セックス	セックス	セックス
運動	運動	運動
		瞑想
思い出	思い出	思い出

1　ビジョンボードを見てモチベーションを上げる（ドーパミン）。
2　大切な人に思いやりを見せる。電話をする、メールや動画を送るなど（オキシトシン）。
3　朝なるべく早く太陽の下に出る。ポジティブな思い出のことを考える（ポジティブなコルチゾール＋セロトニン）。
4　運動するか、面白いポッドキャストやラジオを聴く（エンドルフィン）。
5　今日は勝利を1つ手にする日だと決める（テストステロン）。
6　瞑想か呼吸法をやる（ストレス軽減）。

ツール❷ストレスマップをつくる

p.146の手順に従ってストレスマップをつくってみよう。なるべく「消せるストレス」か「解決できるストレス」に分類するように。周りの人にも別の視点からマップを見てもらうと解決法が見つかるかもしれない。気づかない間に新しいストレス要因が紛れ込む可能性があるので、6カ月ごとにマップを見直す。

ツール❸プライミングをする

「プライミング」というのは何かを始める準備のことで、この場合は6つの脳内物質をすべて含んだ瞑想を自分のためにオーダーメードすることだ。どの瞑想もまずは身体をリラックスさせ、深く長い呼吸をして、顔もリラックスさせ、心が落ち着いてから始めるようにする。次の例のように脳内物質を1つずつ想定して順に意識を向けていく。

〈天使のカクテル〉のベース素材

1 感謝、愛、思いやりに満ちた思い出（オキシトシン）
2 喜び、調和、落ち着き、満足の思い出（セロトニン）
3 誇らしい思い出や自己肯定感の上がる思い出（コルチゾールの減少）
4 顔がほころんだり笑ったりした思い出（エンドルフィン）
5 過去、そして将来的なモチベーション、未来の成功（ドーパミン）
6 パワー、闘争、勝利、成功、自信の思い出（テストステロン）

順番が大切なので必ず守ってほしい。最初の深い呼吸でリラックスしてストレスを軽減し、そこからこの順番で感情をゆっくりと構築していき、最後にクライマックスを迎えられるようにしてある。この瞑想に音楽を組み合わせて強化することもできる。私の友人は各物質および思い出にマッチする音楽を2分ずつつないでサウンドトラックをつくっていた。

ツール❹お気に入りを選ぶ

シンプルに1日を始めたければ、より感じたい物質を1つ選ぶ。それを1日に何度も練習する。2つ選んでもかまわないが、3つは多すぎて混乱するかもしれない。選び方のコツをまとめておくので、選んだ物質の章に戻ってツールを復習してみるといい。

・自信や自己肯定感が足りなければセロトニン
・モチベーションや原動力が足りなければドーパミン
・特定の分野で自信が足りなければテストステロン
・エネルギーや集中力が足りなければドーパミン
・喜びが足りなければストレスマップ+ドーパミン
・性欲が足りなければストレス軽減のためのストレスマップ

・その瞬間を満喫するのが苦手ならオキシトシン＋セロトニン

〈天使のカクテル〉のベース素材

ツール❺他の人にもカクテルをつくってあげる

〈天使のカクテル〉を人にもつくってあげると面白いことが起きる。自分自身そして自分の人生にも満足できるようになるのだ。相手のポジティブな反応や感情を体感することができるからまさにウィンウィンだ。

子供がいる人、リーダーを務めている人、友人がいる人は練習相手が複数いることになる。〈天使のカクテル〉の表（p.206・207）を見て、その人に必要と思われる物質を1つ選んでみよう。褒め言葉やサポートでもいい。人前で褒めることで意図的にその人の社会的地位を上げることもできる。

人に対して寛容になったり助けたりすると魔法のような気分になり、〈天使のカクテル〉にも大量のオキシトシンが加わるはずだ。

ツール❻友人を分類する

この話をするとよく笑われるが、しばらくするといかに天才的なアイデアかに気づく人も多い。友人を脳内物質別に分類するという方法で、物質のいずれかを必要としている時やちょっと足したい時に誰と話せばいいのかが明確になる。私は親しい友人たちに6つの物質について説明をし、私と話すとどの物質を感じるかということも聞いてある。わかりやすく4人の友人の具体例を挙げておく。

マルキュスに電話をすると気持ちが軽くなる。びっくりするくらいエンドルフィンとセロトニンが出るためだ。エンドルフィンが出るのは何でも一緒に笑い合えるから。セロトニンが出るのはマルキュスが相手を持ち上げるのがうまく、社会的地位が上がったように感じさせてくれるからだ。

妻（そして親友）のマリアには人間らしさ、そして人に100％配慮することの意味を思い出したい時に出先からでも電話する。誰よりもオキシトシンをくれる相手だ。

クリステルには地に足をつけたい時に電話する。クリステルは森で木を切り、重機で集める仕事をしている。私は時々ドーパミンに飢え過ぎて舞い上がってしまうのだが、そんな時でも15分クリステルと話すだけで柔らかな苔に包まれたような気分になれる。人生ってのは実は単純なもんだ——それを教えてくれる存在だ。

マグヌスに電話をするのはスローダウンしたい時。極めてセロトニンに特化した人で、ストレスフルな状況でも行動にじっくり時間をかけ、私が知る誰よりも1杯のコーヒーを満喫している。彼と会うとドーパミンだらけの自分は舞い上がっているだけでなく、疾走していることにも気づく。

ツール❼「心の問い」を変える

自分が意識を向けたものが感情をつくり、その感情の質が決定の質を左右し、人生の質につながる。ということは、意識を向ける先を慎重に選ばなければならない。現実には「決めつけ」や「問い」という形で周囲に意識を向けてしまうことが多い。「ああ、あの人はきっと忙しいんだろう」「うわっ、あんな汚い車に乗って!」「いったいなぜこんなことに……?」「自分はいったいどうしてしまったんだ?」といった具合だ。ただし心の中でつぶやく問いの方が決めつけよりも感情的に強い影響力を持つ。問いというのはまず取りかからなければならないもので、「深く掘り下げねば」という気分にさせられるからだ。しかし心の中で反復する問いを変えれば、決めつけは勝手についてくる。

私はそのような問いを〈意識が向きがちな心の問い〉と名づけた。ポジティブな問いならあなたの〈天使のカクテル〉のポジティブな材料になってくれる。「どうすればもっと今を満喫できる？」という質問ならオキシトシンを増やしてくれるし、「自分のどこがすごい？」ならセロトニンが増えるだろう。一方で「これは何が問題？」「世界はどうなってしまうんだ？」といったネガティブな問いは〈悪魔のカクテル〉になる。脳の優先順位は私たちを生かしておくことなのだから、ネガティブな問いが多くなるのは当然だ。しかしそれを置き換えることで、すぐに大きな効果を得られる。私のセルフリーダーシップのコースでは、これまでに受講者から1000件を超える〈意識が向きがちな心の問い〉とそれをポジティブに置き換えた例が集まった。

何がいけなかった？	↓何が良かった？
しなければどうなっていた？	↓何を学べた？
自分のどこがおかしい？	↓自分のどこがすごい？
この後どうなる？	↓どうすればもっと今を満喫できる？
どうすれば目立たずにすむ？	↓どうすれば他の人のインスピレーションになれる？
どんなリスクがある？	↓この挑戦をどう受け取る？
どうすればもっと良くなる？	↓今あるものをどう楽しめる？
私はパートナーに相応しい？	↓どうすれば最高の自分になれる？

今挙げた中に思い当たるものがあるかもしれない。あるいは自分なりの〈意識が向きがちな心の問い〉がないかどうか、心に耳を傾けてみてはどうだろう。心の中でネガティブな質問を繰り返しているようなら、いったん立ち止まり、どういうポジティブな質問に置き換えられるか考えてみる。その後は反復練習だ。何度も反復すれば心の問いが変化していき、カクテルも変化する。私自身もかつてはミーティングをしたり知らない人に会ったりした後に、「何がいけなかった?」とネガティブな問いを自分にせずにはいられなかった。それがうつになった大きな原因でもある。自分自身に「何がいけなかった?」と1日何百回も尋ねていてはポジティブな気分にはなれないし、〈天使のカクテル〉には程遠い。私はその質問を「何が良かった?」に置き換え、しつこく反復するようにした。すると、数カ月後には驚くような変化を感じられた。

24時間営業、〈天使のカクテル〉のバー

〈天使のカクテル〉のバーへようこそ！

今日はどんなカクテルにしましょうか？　知っての通り、〈天使のカクテル〉は1種類だけではない。バーテンダーのベストをまとい、カウンターに立って12種類の役立つカクテルをつくってみよう。

就職面接やデートを成功させる＝テストステロン＋オキシトシン

成功や勝利の場面を想像してテストステロンを増やし、自信を高める。「成功する」「誰にも負けない」「自分は素敵」と感じられるような音楽と組み合わせて。世界を支配しているような態度で歩き回れるはずだ。最高の効果を得るためにはオキシトシンも入れたいので、共感や感動を呼び起こす動画を観ておく。

勉強の能率を上げる＝ドーパミン＋テストステロン

勉強をする時には集中力と記憶力をベストな状態にしておきたい。ドーパミンがそれを助けてくれるので、勉強の先にあるポジティブな結果や学ぶのがどれだけ楽しいかを考えてみる。それでダメなら、勉強の前に運動してもドーパミンは増える。スマホやタブレットは別の部屋に置き、クイック・ドーパミンとコルチゾールを抑えることも重要だ。ドーパミンの効果が最大なのは短時間なので、40〜60分勉強したら短い休憩を取ってドーパミンを補給する。自信をつけるためにテストステロンも出したいので、毎回テストを受けるたびにまめに勝利を祝う。

パーティーで社交をする＝エンドルフィン＋テストステロン＋オキシトシン

社交を伴うイベントに向かう前には3種類の向社会的物質を増やしておくといい。まずはスマホに入っている写真や面白い動画など、笑いとエンドルフィンを誘うようなものを30分観る。パーティーに向かう道中は強くなった気分がしてテンションを上げてくれるような音楽を聴く。会場に到着したら純粋に興味のある相手を選んで会話を始め、オキシトシンを放出させる。自分の社会的地位やセロトニンにネガティブな影響を与える人、つまり自分が劣っているように感じてしまう相手と話すのは避ける。

争いに対応する＝オキシトシン＋セロトニン＋ドーパミン

争いが始まったなと思うとストレスレベルが上がり、冷静に考える能力も下がってしまう。それを防ぐためには副交感神経を活発にし、間接的あるいは直接的にオキシトシンのレベルを上げておく。身体をリラックスさせる、落ち着いた呼吸をする、自分をそっと撫でる、温かいコップを持つなどだ。なお、争いが起きると本能的に仕返しをしがちだ。相手にも痛みを感じさせるために、相手のセロトニンレベルを下げるようなことをしてしまう。具体的には相手の存在意義や社会的地位を下げる、矛盾した言動を指摘するなどだ。しかしそれは避けた方がいい。ますます距離が広がるし、相手の対抗心を呼び起こしてしまう。本来なら争いも成長や前進につながり、周りの人のことを学ぶ良い機会だと捉えるべきだ。感情的な「動機づけ」に集中して、解決した時にどんな気分になるかを想像し、相手との関係が改善する機会かもしれないとポジティブに考えることでドーパミンを少し出しておく。

クリエイティビティを増やす＝ドーパミン＋セロトニン

何かを創造したりクリエイティブになりたい時は、セロトニンがくれる機嫌の良さとドーパミンがくれる原動力が素晴らしいコンビネーションになる。一番簡単に2つとも得られるのは運動や冷水浴で、両方やってもかまわない。クリエイティブなプロセスというのは2段階になっていて、まずはアイデアを集めるところから始まる。新しい場所に行ったり、知らない人に会ったり、新しい知識を得るのが最も効果的だ。ドーパミンを刺激するし、ドーパミンに刺激もされる。次の段階で溜まったアイデアやイメージをパズルのように組み合わせて創造物に仕上げていく。ドーパミンには「勢い」という興味深い側面もあるので、運動し冷水浴もする。インスピレーションも数多く得たのに創作を始められないなら、それでもとにかく取りかかってみよう。ドーパミンがドーパミンを呼び、少しクリエイティブになれればあとはどんどん進むはずだ。

スムーズに眠りに落ちる＝オキシトシン＋コルチゾール

ストレスレベルが高い時は眠るなんて無理な気がする。考えや映像や印象が頭の中でぐるぐる回り、脳を攻撃してくるからだ。ベッドの中で何度も寝返りを打つようなら眠りはまだまだ訪れない。そんな時はオキシトシンレベルを上げ、副交感神経を活発にする。最も効率が良いのは寝る前に10分間瞑想すること。あるいはシャワーやお風呂で温まってからベッドに入り、ゆっくりと呼吸をする。1分に6〜8回か、もっと少なくてもいい。身体をリラックスさせ、閉じた目もじっとしておくように。寝る前の数時間はパソコンで仕事をしたり、ストレスを生むようなものを観たり読んだりといったコルチゾールが出る活動は避ける。入眠のアドバイスは他にもいろいろあるが、今挙げたものが最も効果的だ。

疲れがすっきり取れた状態で目覚める＝ドーパミン＋オキシトシン＋セロトニン

起床時はコルチゾールのレベルが自然と高くなっており、そこからエネルギーをもらって行動を開始できる。その効果を強化するには、朝起きてすぐに20分散歩して太陽に当たるといい（セロトニン）。その日予定している楽しい計画やワクワクすることを考えればドーパミンが投入される。この夏初めてアイスクリームを買おうとか、ずっと行ってみたかったカフェに行こうとか、何かを練習する、友人に電話するといった単純なことでかまわない。ドーパミンを心地良いオキシトシンと組み合わせるとなおいい。オキシトシンは昨日の出来事、誰かの発言、自分がやったことや経験したことなどに1分間感謝の気持ちを持てば、自分でつくることができる。

頻繁に祝う＝テストステロン＋セロトニン

多くの人が祝うことを忘れているか、あるいはちゃんと祝っていない。祝うことのメリットは、もっと祝いたい気持ちにさせてくれることだ。まずアドバイスしたいのは今より頻繁に祝うことで、散歩をちゃんとした、勇気を出して自分が居心地の良い範囲から出た、今この瞬間を満喫できた、誰かを笑わすことができたといった小さな成功でいいから祝うことだ。もう1つのアドバイスは、心から誇りに思えるような自分になる努力をすること。背筋を伸ばし、笑みを浮かべ、その瞬間を満喫し、達成したというポジティブな感覚を脳に満喫させる。大きなことでも小さなことでも結果を祝い、テストステロンによって自信を高める。自分の感情自体を祝うことでも自尊心とセロトニンを強化することができる。

恋に落ちる＝オキシトシン＋セロトニン＋ドーパミン＋コルチゾール＋エンドルフィン

信じられないかもしれないが、恋に落ちる状態をつくることもできる。まずは相手としばらく見つめ合い、オキシトシンを出す。個人的な質問をして、相手の話に耳を傾け、自分の個人的な経験もシェアする。そしてちょっと相手に触れる。最初は少しだけ、許される段階になったらもっと長く。褒め言葉もかけてみる。社会的地位が高まったように感じさせると相手のセロトニンに作用する。笑いも誘発してエンドルフィンを放出させ、相手をリラックスさせ社交的にする。また、人工的に相手のストレスレベルを上げることもできる。この場合は「興奮」させるわけだ。ホラー映画を観たり、ジェットコースターに乗ったり。すると高い確率でその感情が一緒にいる相手に紐づけられる。これが恋に落ちるプロセスだと言える。

より良い決定をする＝ドーパミン＋コルチゾール

難しい決定をする時にはどういう精神状態が最適なのか。これは難しい質問だ。将来を左右するような決定をする時にドーパミンレベルが高く、自分が世界を救えるような気分だったら、後になって「なぜこんなことを約束してしまったのか……」と強い後悔の念に襲われるだろう。一方でドーパミンレベルが低い時には必要以上に悲観的で慎重になってしまう。だから重要な決定は通常のドーパミンレベルの時に行うことを勧めたい。それならば普段通りの自分でいられるし、精神状態を悪くすることなく決めたことをやり遂げられるだろう。もう1つ、ストレスが大き過ぎる時にも決定をしないことだ。そんな時に決めたことは当面の痛みを抑えるのが目的で、長期的な結果を考慮していないことが多い。一言でまとめると、「大きな決定はドーパミンやコルチゾールのレベルが正常な時に」。

難しいことにチャレンジをする＝セロトニン＋ドーパミン＋テストステロン＋オキシトシン＋エンドルフィン

苦手なことにチャレンジをする場合（内気な人がプレゼンをする、争いが苦手な人が誰かにフィードバックしなければならないなど）は強い意志とエネルギーが必要になる。試練と言ってもいいだろう。私からのベストなアドバイスは午前中の自然にセロトニンのレベルが高い状態を利用して、朝のうちに苦手なことを終えることだ。やってしまえばほっとするし、残りの1日を良い気分で過ごせる。また、どんなに難しいかを考えてコルチゾールを出すのではなく、ポジティブな結果を残すイメージをして事前にドーパミンを上げることもできる。テストステロンを増やすことで衝動を制御する力を抑え、勇気が湧きテンションが上がるように音楽を聴いて自信を高めるという方法も効く。勝利を手にした時の心境を想像し、「困難が自分に挑みかけている」という攻撃的な気分を利用してテストステロンを出してもいい。チャレンジにストレスを感じるならリラックスして、深いゆっくりした呼吸でオキシトシンのレベルを上げる。最後に、それがしっくりくるならだが、笑顔になり、笑い声を上げることで苦痛を和らげる効果のあるエンドルフィンを加える。これまでのコーチングで受講者にとって難しかったのが冷水浴で、難しいからこそ朝一番にやり（セロトニンを利用する）、いかに辛いかではなく、その後成功に酔いしれる気分に意識を向ける（ドーパミンを出す）ようアドバイスしている。水に入る直前には自分は「すごい」「強い」と考えるよう指示し、背筋を伸ばさせる（自信を持つ）。最初はゆっくり呼吸して（オキシトシン）、浸かっている間は水の中にいることに意識が集中しがちだが、笑顔になったり笑ったりして心を落ち着かせる（エンドルフィン）。水から上がったら、試練を乗り越えたことを祝う（セロトニン、テストステロン）のを忘れないこと。

モチベーションを上げる＝ドーパミン＋テストステロン

本物のモチベーションを上げることもできるし、フェイクのモチベーションをつくることもできる。本物の方から説明すると、一番簡単に得られるのは「これをやったらどんな良いことがあるか」を考えることだが、活動自体を楽しむのも大切だ。落ち葉を掃除する気が起きないなら、やればどんなに庭がきれいになるか、気分的にすっきりするかを想像してみる。掃除自体も満喫し、どんどんきれいになっていく時の気分に意識を向ける。モチベーションを無駄にフェイクにしないよう、掃除しながらポッドキャストなどを聴いてドーパミンを重ねるのは避ける。ドーパミンはテストステロンと組み合わせるとさらにパワフルになるので、得られるものに事前に意識を向け、「かっこいい」「強い」と思える音楽を聴き、世界を支配しているかのように歩き回ってテストステロンをブーストしておく。落ち葉掃除の各段階を勝利とみなし、祝うことも重要だ。

フェイクのモチベーションの方だが、面白いのが脳は感情がどこからきているのかあまりわかっていないところだ。だとすれば、モチベーションを実際とは別のところから持ってくることができる。やりたくない活動（落ち葉掃除など）の前に運動をすると、運動はドーパミンを増やすので活動に取りかかりやすくなる。同じ理由により逆のこと、つまり2時間スマホをだらだら見てから落ち葉掃除をしようとしても難しい。クイック・ドーパミンとスロー・ドーパミンのギャップが大きすぎて、自制心の強い人でもすぐにソファに逆戻りし、SNSを見続けてしまうだろう。

〈悪魔のカクテル〉のつくり方

「今日は〈悪魔のカクテル〉でお願いします」

わざわざ〈悪魔のカクテル〉を注文する人なんて本当にいるのだろうか。それがいるのだ。ただ、たいていは無意識に頼んでいる。ここで、よくある6種類の〈悪魔のカクテル〉を見ておこう。

〈悪魔のカクテル①〉気づかぬまま飲んでいるカクテル

本人は飲んでいるつもりはないが、慢性的な炎症や強い感情、肉体的な苦痛などを長期間経験している場合に飲んでしまっているカクテルだ。知らず知らずのうちに炎症や苦痛のストレスに蝕まれ、ゆっくりと確実に気分が落ち込んでいく。

〈悪魔のカクテル②〉悪気なく飲んでいるカクテル

自分がポジティブな感情になるのを許せない人が飲んでいるカクテルで、そういう人は人生の大半を憂鬱な気分のまま過ごしている。ポジティブな感情を感じたり見せたり、表現したりすることを学んでこなかったのか、過去のトラウマのせいかもしれない。しかしどんな場合でもそうだが、セルフリーダーシップを学ぶことで勇気を出して感情を感じ、見せ、表現することを身に着けることはできる。

〈悪魔のカクテル③〉受動的に飲んでいるカクテル

自覚はしているが、選択が受け身になりがちな人たちが飲んでいるカクテルだ。例えば週末だけが楽しみで、仕事のある平日は次の週末までのつなぎでしかない。仕事など好きではなく、意味を感じられないために平日は感情のスイッチを切っている。学校や職場でいじめられているせいかもしれない。感情のスイッチを切ると〈天使のカクテル〉の材料が足りなくなり、余計に週末だけが心のよりどころになるが、月曜はまた必ずやってくる。人生はずっと暗いままだ。〈天使のカクテル〉の材料が足りないことが原因だ。

〈悪魔のカクテル④〉能動的に飲んでいるカクテル

現代の社会において非常によくあるタイプの〈悪魔のカクテル〉で、主材料は長く続けられないような仕事、プライベートや置かれた状況からくる慢性的ストレスだ。何カ月、何年と続くストレスは６つの脳内物質の自然なバランスを崩し、性欲も自信も失わせてしまう。

〈悪魔のカクテル⑤〉ダークな力を利用したカクテル

最もダークな〈悪魔のカクテル〉は各脳内物質のダークな力を利用するものだ。ハリー・ポッターのヴォルデモート卿のようなものだ。ダークなオキシトシン（連帯感）を、他のグループを追い落とすこと、自分の社会的地位を上げるために相手を支配することに使う。他人からテストステロンを盗み、成功や勝利を奪っている。

〈悪魔のカクテル⑥〉迷子が飲んでいるカクテル

このカクテルを飲んでいる典型的なタイプは「被害者」を演じる人だ。人生で迷子になり、自滅的な方法でセロトニン（社会的地位）とオキシトシン（連帯感）をつくることを覚えてしまった。注目されたいがために意図的に苦労や問題をつくり出し、仲間や友人に同情してもらったり優しくしてもらったりしようとする。それが人から注目され、親密さを感じられるオキシトシンを得る手段になっている。このスパイラルははまりやすく、人に助けてもらわないとなかなか抜け出せない。

〈悪魔のカクテル〉のまとめ

ほとんどの人は〈悪魔のカクテル〉と〈天使のカクテル〉を両方とも飲みながら生きている。それでもまあ悪くないし、実際にはもっと違う自分になりたいと思っていても状況を受け入れるのが人生だと思っているのだろう。

とはいえ〈悪魔のカクテル〉ばかり飲んでいれば暗い霧の中にいるような人生になる。その霧は非常にゆっくりとかかっていくので、本人も気づかない。そのうちに毎日〈悪魔のカクテル〉を飲むようになり、エネルギーが失われていく。絶え間ない自己批判が続き、ネガティブな感情と混ざり合った末に様々な形のクイック・ドーパミン（スマホの過剰使用、買い物、ギャンブル、甘いもの、スナック菓子、不健康なテイクアウト料理、ニュース、ポルノ、SNSなど）で補おうとする。社交的な刺激の少なさや運動量の低下とも組み合わさり、やる気が出ないあまりに最悪の場合にはドーパミン刺激を最大限に求めてギャンブルや食べ物、アルコールなどに依存してしまう。

長期にわたって〈悪魔のカクテル〉を飲んでいると気分が落ち込み、うつや強い不安につながり、自分でもどうやって抜け出せばいいのかわからなくなる。

暗い話に聞こえるかもしれないが、そんな人たちにも打開策がある。どの種類の〈悪魔のカクテル〉を飲んでいたかに関係なく、〈天使のカクテル〉を飲み始めればいい。どのレベルにいたとしても違いを感じられるはずだし、時とともに何もかも軽く感じられるようになる。暗い霧が晴れて、自分を閉じ込めていたシャボン玉が割れ、心にまた火が灯るのを感じられるだろう。〈悪魔のカクテル〉を毎日飲むのをやめるために、次のようにアドバイスしたい。

1 ストレスマップを作成し、すぐに行動に移す（p.129～ コルチゾールの章を参照）。

2 クイック・ドーパミンを減らし、スロー・ドーパミンを選ぶ（p.44～ ドーパミンのツールを参照）。

3 オキシトシンのツール（p.72～）を活用する。

4 セロトニンのツール（p.110～）を使って自己肯定感を高める訓練をし、自己批判を減らす。

この4つのステップと併せて、運動をすることだ。短い散歩から始めればいい。毎日瞑想もして、睡眠も最適化（p.194）するのが望ましい。

第2部　自分の未来をつくる

一生〈天使のカクテル〉をつくり続けるために

短いからといってみくびってはいけない

第2部にようこそ！　レオナルド・ダ・ヴィンチも「シンプルさこそが洗練の極みだ」と言ったそうだが、この第2部はまさにそれだ。一生〈天使のカクテル〉をつくり続けるために必要なことを説明していく。

音楽にたとえると、人と音楽には2種類の関わり方がある。自分がつくるか（能動的）、聴くか（受動的）だが、ここまでは「音楽のつくり方」を見てきたようなものだ。笑うことでエンドルフィンを出す、小さな勝利をいくつも重ねることでテストステロンをつくる、ハグをすることでオキシトシンを放出する――そうやって自分専用の〈天使のカクテル〉をつくる方法を学んできた。

しかしここからは「音楽の聴き方」を覚えていく。深く考えなくても無意識にエンドルフィン、テストステロンやオキシトシンが湧くように脳を鍛えるのだ。

涼しい夏の夜、地平線に夕日が沈みかけている。小麦畑が琥珀色に染まり、そよ風が吹く中、豊かに実った小麦畑を突っ切って散歩してみる。畑の反対側にたどり着いていま来た方を振り返ると、畑に自分が通った跡はほとんど残っていない。とても美しい場所だったので、その夏100回もそこを散歩して、歩くたびに自分の通った跡がはっきり残っていく。この畑を10万回通ったとしよう。歩いた跡はどうなっているだろうか。歩きやすい小道が出来上がっているはずだ。その方が歩くのにエネルギーは要らないし、慣れているからついまた歩いてしまう、そんな安心して歩ける小道だ。人の考え方や行動も同じで、何度も何度も繰り返す考えや〈真実〉、行動というのは何十万回、何百万回となく踏みしめてきた道と同じだ。慣れていて、安心できて、簡単で、エネルギーの要らない選択肢になっている。

しかしある日、「もうあの散歩道には飽きた。通りたくない。新しい道を歩こう」と思い立つ。そして小道から50メートル右に行ったところを歩き始める。畑の中は歩きづらく小麦の穂が身体に当たるし、石や土の塊につまずく。脳はきっとこう言うだろう。「おいおい、なんでこんなバカなことをするんだ？　50メートル左に戻れば、しっかり踏み固められて楽に歩ける道があるのに」しかし頑固に歩き続ければ変化は起きる。もう誰も歩かない小道にはまた草が生えて閉じてしまう間にも、新しい道はますます歩きやすくなる。そのうちに古い道の方は完全に消えてしまう。

日記の古いページを読んでいて、あの頃はなぜあんなことを……と驚かされることがある。時とともにそんな言動は自分の中から完全に排除されていくのだ。

小麦畑のたとえから、充分な回数反復すれば、思考も〈真実〉も行動も一新できることがわかると思う。新しい習慣を身に着ける時にも同じことが言える。例えばもっと頻繁に笑顔をつくれば、心からのスマイルがドーパミン、セロトニン、エンドルフィンという魔法のような組み合わせを生んでくれる。頻繁に笑顔になる練習は、脳に新しい道を踏みしめさせる作業だ。数カ月か1年経った頃には意識せずともしょっちゅう笑顔になっているだろう。そうなれば、音楽を自分でつくるだけではなく聴くこともできるようになったということだ。〈天使のカクテル〉をつくらなければと考える必要すらなくなる。実は、今説明したことを表す科学用語もある——「神経可塑性」だ。

神経可塑性と反復

長い間、人間の脳というのは不変だと思われてきた。今でも、自分は生まれつきダンス／料理／方向感覚／ジョーク／プレゼン／リーダーシップ／営業の才能がないなどと言う人がいるが、そうした物の見方は「固定マインドセット」と呼ばれ、その人の成長の足を引っ張る、あるいは上達を不可能にすることがわかっている。一方、ある分野で上達できると思う人は実際、上達する可能性がある。その考え方は「成長マインドセット」と呼ばれ、脳が変われるだけでなく、変わりたいかどうか、いつ変わりたいかを自分で決めることができる。

1つ目のアドバイスは、自分にこう問うことだ。「喜びや誇り、自己肯定感、自信を持てると思う?」持てると思うなら持てる！　思えないなら、自分を説得しなければいけない。それは長い道のりだが不可能ではない。オープンマインドのままこの本を読み進め、友人の中でもオープンな性格で好奇心が強くて成長マインドセットを持っている人と話してみるといい。自分の価値観を変えるためにインスピレーションをもらうのだ。私たち人間というのは実はそのくらい影響を受けやすく、何にでもなれると信じ込むことができる。この場合「自分自身や精神状態を変えられる」と信じるのだ。

謎の伝染病に冒され、特別病棟に12週間隔離されたとしよう。白く冷たい病室には小さな窓があるだけで、そこからは隣の建物の壁しか見えない。食事は小さな穴から差し入れられる。しかしパソコンを貸してもらえたので、ちょっと寂しいけれどまあ生きてはいける。ある日ネットでニュースを読んでいると、「赤毛の人は気圧の変化による遺伝子変異のせいで極めて攻撃的になっている。だから目を合わせるのは避けたほうがいい」という研究結果が載っていた。その後12週間の間に、赤毛の人が起こした暴力事件のニュース記事を何度も目にする。そしてやっと退院できた日、病院の玄関でさっそく赤毛の人と出くわし、恐怖に凍りつく――。これは極端な例だが、よく考えてみてほしい。昔から存在するメディアもSNSもそんな風に機能しているのだ。今まで思ってもみなかったようなことを人に信じ込ませる。まさか自分がそんなことを信じるなんて、というようなことをだ。それにメディアはネガティブなニュースを報道する傾向があり、そのせいで世界が実際よりも悲惨に思えてしまう。この場合、12週間で神経的な変化が起き、脳が自動的に〈悪魔のカクテル〉をつくるようになり、赤毛の人を見ただけで反応してしまうようになるのだ。

ここで大事なのは、自分の脳に長いこと入っている内容こそが〈真実〉になるという点だ。だから脳に何を入れるかは自分でしっかり決めなければならない。さもなければ親や友人、その国の文化、既存のメディアやSNSに決められてしまう。意識してもしなくても、一緒にいる人たちによって常に情報をインプットされている（プログラムされている）のだ。毎日〝選んで〟脳に入れたものが小麦畑に道をつくり、〈悪魔のカクテル〉あるいは〈天使のカクテル〉になる。神経可塑性に休日はない。生きる環境内で最大限に機能できるように脳を形作るためのプロセスなのだから。そのプロセスが毎日私たちをつくり変えている。繰り返される記憶と活動（神経シナプスとニューロン）は強化され、反復されないものは弱まる。実際、何かを繰り返すごとに（あるいは繰り返さないごとに）、脳の中で物理的な変化が起きている。自分の脳に何を入れるかを意識して選ぶことで、〈天使のカクテル〉を永遠に自動生産できるようにもなる。

変化にどのくらいかかる？

変化はすでに始まっている。この本のアドバイスやアイデアに感化され、小麦畑には新しい道が切り開かれている。1つ「なるほど！」と納得できる洞察があっただけでも変化は起きるが、洞察とはつかみどころのないものだし、注文することも予測することもできない。そんな時こそ予測できること、つまり反復練習に頼るべきだ。神経可塑性の研究では、たった4週間で脳が目に見える形で変化し、しかも変化は時間とともに大きくなっていった。ほとんどの研究は12週間以内だが、それより長く継続された少数の研究によれば、変化はさらに続いていく。私がコーチングしてきた何千人という受講者に関して言うと、ちょうど8週間くらいで魔法のように変化が訪れる。8週間後には意識せずにカクテルをつくれる段階が訪れるからだ。言い換えると、8週間経つと自分でつくった音楽を聴く側に回れるということだ。私の場合は各ツールが自動化されるまでに4週間から40週間かかった。とはいえ、考えが浸透し行動が変わるのにどのくらいかかるか断言することはできない。極めて個人差があり、遺伝子やエピジェネティクス、すでにその人にプログラミングされている内容、成長マインドセットなのか固定マインドセットなのか、どのくらいの期間どのくらいの頻度で反復するか、どういう状況で暮らしているかなど多くの要因が関わってくる。ただし誰もが確実に自分をリプログラミングできることはすでにわかっている。ツールをすべて自分のものにするまで2カ月かかるのか、8カ月なのか12カ月なのかはどうでもいいことで、大事なのは今この瞬間から自分がどう感じ、どういう気分でいたいのか、訓練の「選択」をすることだ。そうすれば何カ月かかるかは関係ない。私はうつから脱して間もなく6年になるが、毎朝起きてベッドの横にかけたビジョンボードを見つめ、その日訓練するツールを1つ選び、ひたすらそれを反復してきた。そのおかげか、年を経るごとに精神状態が良くなっている。いつかその成長が頭打ちになる日がくるのだろうか。私は人生にハイになっている――これを読んでいるあなたがまだなっていなくても、きっとそうなる日がくるはずだ。

新しい人生

今私たちが生きる世界は複雑過ぎるという現実を受け入れるしかない。毎日入ってくる大量のニュース、お互いに比べ合う極端な社会構造、果てしない選択の数々、結果重視、自然に運動する機会の欠如、魅力的なファストフードや砂糖でさらに糖質が欲しくなり、摂取が増える一方、甘やかされた子供たちは刺激ばかりを欲しがる――そういったことすべてが精神的な試練につながっている。

ひょっとすると、今の世界の方がオーケやグレタが暮らしていた2万5000年前よりも生きづらいのかもしれない。もちろん医療が進んだこと、お互いを殴り殺してはならないという法律が存在するのはありがたいことだが。

私たちは史上最高に便利でこれまでで一番良い世界に暮らしていると思い込んでいる。

しかし広告や各種のメッセージ、ニュースやメディアの情報がどんどん脳に入ってくるせいで、慢性的に気分が落ち込むことも少なくない。私たちがつくり上げたこの社会や文化は有機体である人間にとって不自然なものだ。つまり自分をどうプログラミングしたいかを今までになく考えなければならない時期にきている。受け身なまま流されて他人にプログラミングされるのか、それとも今、そして将来、どんな自分でいたいのかを自分で決めるのか。精神状態を良くしたい？　自分のことをもっと理解したい？　自分がどんな人間でいたいか、どんなふうに自分をプログラミングしたいか、どんな考えを考えたいか、どんな人たちと付き合いたいか、どんな本を読みたいか、どんなニュースを避けたいか、どんな食べ物を食べたいか——そういったことを自発的に選ばなければならない時代だ。うつから脱してやっと気づいたのだが、うつになったのはこの便利な社会によってプログラミングされて自分自身が商品になっていたからだった。運動もしていたし、健康的な食生活も心がけていたのに、今の社会構造に基づいてプログラミングされていたせいで常にストレスを感じていた。成功とは、懸命に働いて、大きな収入を得て、たくさんの物を所有することだと思い込んでいたのだ。だが、そんなのクソくらえだ！　成功とは、最高の自分になること。自分が最高の気分になれる行動や考えを選ぶこと。その状態になれば、あとは何でも達成できる。一言で言うと、「幸せに早道はない。幸せとはライフスタイルそのものなのだから」ということだ。

謝辞

私のセルフリーダーシップの導師《グル》である妻マリア・フィリップスなくしてこの本は存在しなかった。そして賢明な子供たち、アントン、トリスタン、レオナにも日々ワクワクするような対話ができたこと、本書のテーマについて意見を交わし合えたことに感謝する。また、私のセルフリーダーシップのコースを受け、フィードバックをくれた何千人という受講者たちにも感謝を捧げたい。ダーヴィッド・クレメンツには貴重な協力に感謝。素晴らしい編集者アダム・ダリーンにも、道中の励ましをたくさんありがとう。最後に、セルフリーダーシップという分野で生きることを選んだ自分に感謝を。それが人生最高の選択だった。

註

*1　Quantifying the Sexual Afterglow: The Lingering Benefits of Sex and Their Implications for Pair-Bonded Relationships by Andrea L. Meltzer, Anastasia Makhanova, Lindsey L. Hicks, Juliana E. French, James K. McNulty, Thomas N. Bradbury(2017)

*2　Unconventional Consumption Methods and Enjoying Things Consumed: Recapturing the "First-Time" Experience by Ed O'Brien, Robert W. Smith(2018)

*3　Human physiological responses to immersion into water of different temperatures by P. Šrámek, M. Šimečková, L. Janský, J. Šavlíková, S. Vybíral(2000)

*4　Big smile, small self: Awe walks promote prosocial positive emotions in older adults. by Virginia E. Sturm, Samir Datta, Ashlin R. K. Roy, Isabel J. Sible, Eena L. Kosik, Christina R. Veziris, Tiffany E. Chow, Nathaniel A. Morris, John Neuhaus, Joel H. Kramer, Bruce L. Miller, Sarah R. Holley, Dacher Keltner(2020)

＊5　Intermittent drinking, oxytocin and human health by L. Pruimboom, D. Reheis(2016)

＊6　Empathy toward strangers triggers oxytocin release and subsequent generosity by Jorge A. Barraza, Paul J. Zak(2009)

＊7　Oral selective serotonin reuptake inhibitors activate vagus nerve dependent gut-brain signalling by Karen-Anne McVey Neufeld, John Bienenstock, Aadil Bharwani, Kevin Champagne-Jorgensen, YuKang Mao, Christine West, Yunpeng Liu, Michael G. Surette, Wolfgang Kunze, Paul Forsythe(2019)

＊8　Get Excited: Reappraising Pre-Performance Anxiety as Excitement by Alison Wood Brooks(2014)

＊9　The consequences of effortful emotion regulation when processing distressing material: A comparison of suppression and acceptance by Barnaby D. Dunn, Danielle Billotti, Vicky Murphy, Tim Dalgleish(2009)

＊10　The effects of massage and music on pain, anxiety and relaxation in burn patients: Randomized controlled clinical trial by T. Najafi Ghezeljeh, F. Mohades Ardebili, F. Rafii(2017)

＊11　Cocoa and Dark Chocolate Polyphenols: From Biology to Clinical Applications by Thea Magrone, Matteo Antonio Russo, Emilio Jirillo(2017)

＊12　Individual differences in risk taking and endogeneous levels of testosterone, estradiol, and cortisol: A systematic literature search and three independent meta-analyses by Jennifer Kurath, Rui Mata(2018)

＊13　Not giving up: Testosterone promotes persistence against a stronger opponent by Hana H. Kutlikova, Shawn N. Geniole, Christoph Eisenegger, Claus Lamm, Gerhard Jocham, Bettina Studer(2021)

＊14　Salivary Testosterone Is Consistently and Positively Associated with Extraversion: Results from The Netherlands Study of Depression and Anxiety by Maureen M. J. Smeets-Janssen, Karin Roelofs, Johannes van Pelt, Philip Spinhoven, Frans G. Zitman, Brenda W. J. H. Penninx, Erik J. Giltay(2015)

＊15　EPA and DHA differentially modulate monocyte inflammatory response in subjects with chronic inflammation in part via plasma specialized pro-resolving lipid mediators: A randomized, double-blind, crossover study by Jisun So, Dayong Wu, Alice H. Lichtenstein, Albert K. Tai, Nirupa R. Matthan, Krishna Rao Maddipati, Stefania Lamon-Fava(2020)

＊16　Exercise and the Kynurenine pathway: Current state of knowledge and results from a randomized cross-over study comparing acute effects of endurance and resistance training by

Niklas Joisten, Felix Kummerhoff, Christina Koliamitra, Alexander Schenk, David Walzik, Luca Hardt, Andre Knoop, Mario Thevis, David Kiesl, Alan J. Metcalfe, Wilhelm Bloch, Philipp Zimmer(2020)

訳者あとがき

自分の脳を最適化する――それがこの本の目的だ。

自己啓発書を何冊読んでも、あれこれ試しても、あと一歩なりたい自分になれていない感じがしていた人。いつもネガティブな気分で、自分はダメだと思っている人。この本はまさにそんな人達が本当になりたかった自分になるための本だ。人間の気分や幸福感を左右するのはホルモンや脳内伝達物質――ということは自分の中に化学工場をつくってしまえばいい。いつどのように物質を利用するかを学び、薬に頼ることなく自分で物質を増やしたり減らしたりできるようになる。そうやって「自分を最適化する」というのがこの本の主旨だ。

スウェーデン語の原題『*Sex substanser som förändrar ditt liv : dopamin, oxytocin, serotonin, kortisol, endorfin, testosteron*（あなたの人生を変える6つの物質：ドーパミン、オキシトシン、セロトニン、コルチゾール、エンドルフィン、テストステロン）』にある通り、本書ではその6種類の脳内物質を取り上げているが、よくある無味乾燥な説明に終始する内容ではない。各物質を〈天使のカクテル〉や〈悪魔のカクテル〉をつくる原料というわかりやすいイメージに置き換え、目指すべき方向性を明確にしてくれる。〈天使のカクテル〉を毎日たっぷり飲んでやる気と優しさに満ちた自分になりたいだろうか？　あるいは知らず知らずのうちに〈悪魔のカクテル〉を飲んでいてストレスだらけの生活をしていないか——そう自問することにもなる。

著者のデヴィッド・JP・フィリップスはプレゼンテクニックやセルフリーダーシップの講師としてスウェーデンのみならずグローバルに活躍し、これまでにアメリカのグーグル、マイクロソフト、デル、オラクル、HP他、多数のフォーチュン500企業に講義やコーチングを行っている。英語圏でブレイクするきっかけとなったのはTEDトークへの出演で、パワポでのプレゼン、ストーリーテリング、コミュニケーションテクニックといったテーマで3度登壇し、1千万回以上の総再生回数を記録している（スウェーデン人としては『ファクトフルネス』の故ハンス・ロスリングに次ぐ）。今年3月には4度目のTEDトークの収録が予定されているという。また、グローバル・グルというリサーチ会社がビジネス各分野の「グル」を発表するランキングでは、非英語圏出身者として異例の8位（2023年、コミュニケーション分野）に食い込んでいる。コロナ禍にはコミュニケーションのトレーニングを提供するデジタルプラットフォームHeadGain.comを立ち上げ、ストーリーテリングに関する世界最大のドメインStorytelling.comも運営している。

プライベートでは妻（本書の随所に登場するが、彼女にも本を書いてほしいと思うくらい頼もしいパートナー）との間に3人子供がいて、かつて領主の館だった邸宅〈ザ・JP・マナーハウス〉に居を構えている。そこが彼のビジネスの拠点でもあり、デジタル講演や収録、受講者を集めてのコースも開催される。

これまで人気講師として何万人という人々をコーチングしてきたフィリップス。ユーチューブ、TikTok、インスタグラムといったSNSのアカウントも人気で、その総再生回数は累計1億回を超えている。そんな彼が満を持して独自のテクニックをまとめた本書は人口1千万人強のスウェーデンで7万5000部を売り上げ、瞬く間に日本を含む31カ国に翻訳されることになった（その数は今後も増えるだろう）。スペインやイタリア、ポーランド、イギリスといった国々では刊行に合わせて著者が登壇し、『サンデー・タイムズ』や『ザ・テレグラフ』、イギリスのポッドキャストにも登場予定だ。

研究結果として出ている事実を知るだけでは具体的な行動に落とし込めないことは多々ある。しかしフィリップスにはコーチングの豊かな経験があり、さらには19年間苦しんだうつから脱したサバイバーでもある。そんな彼が最高の結果を出すために試行錯誤し、編み出したテクニックの数々（本書内では「ツール」と呼ばれる）を惜しみなく伝授するのが本書だ。普段のレクチャーは英語かスウェーデン語で行われるが、その2カ国語が分からない人でもこの日本語翻訳版を通じてスウェーデンで最も成功した国際的な講師のコーチングを受けることができる。

私がこの本を読んですぐに採り入れたいと感じたのは（瞑想と運動はすでにやっていたため）、クイック・ドーパミンを減らすこととストレスを大きなものから小さなものまで徹底的に洗い出して排除することだった。また「生理的ため息」は気分が落ち込みがちな家族に試させたところ、即効性があって驚いた。以上はあくまで私個人の所感だが、ぜひ皆さんも今の自分の必要性に応じてツールを選び、試してみてほしい。何しろ大量にあるので、ノートを準備して試したいものをメモしていくといいかもしれない
――8週間後には新しい自分に出会えることを楽しみに。

二〇二四年三月

久山　葉子

デヴィッド・JP・フィリップス　1976年スウェーデン生まれ。プレゼンテーションのスキルを伝授する企業などを創立したレクチャラー（講師）。TEDトークの総再生回数は1000万超。

久山葉子　1975年兵庫県生まれ。翻訳家。エッセイスト。神戸女学院大学文学部卒。スウェーデン大使館商務部勤務を経てスウェーデン在住。訳書に『スマホ脳』『ストレス脳』など多数。

Ⓢ新潮新書

1040

最適脳《さいてきのう》

6つの脳内物質《のうないぶっしつ》で人生《じんせい》を変《か》える

著　者　デヴィッド・JP・フィリップス

訳　者　久山葉子《くやまようこ》

2024年4月20日　発行

発行者　佐藤隆信

発行所　株式会社 新潮社

〒162-8711　東京都新宿区矢来町71番地
編集部(03)3266-5430　読者係(03)3266-5111
https://www.shinchosha.co.jp

装幀　新潮社装幀室

印刷所　株式会社光邦

製本所　加藤製本株式会社

ISBN978-4-10-611040-5　C0240

価格はカバーに表示してあります。